腰痛が4週間で解消！

「大腰筋」を強くする

年　月　日

用法

朝・昼・夜　いずれも可
1日3回30秒から
回数を守って実践ください

整体家「骨と筋」代表
宮腰　圭
様

サンマーク出版

「腰が痛い」「腰が重だるい」

というとき、あなたはどこに手を当てますか？

お尻の上あたりでしょうか？

わき腹からさらに後ろに回ったあたりでしょうか？

でも、マッサージや整体で

「そこ」をもんでもらっても、よくなることはありません。

なぜなら、腰痛の黒幕は、あなたが手を当てたその場所にはないからです。

腰痛を改善するための鍵を握っているのは、腰そのものではない。

それが事実です。

腰痛の原因が「腰」にないなら、じゃあ、どこにあるの？
そんな声が聞こえてきそうです。

腰痛の黒幕、それは、背中側ではなく、「からだの前側」にある筋肉です。

痛いのはからだの後ろ側なのに、それを改善するためのポイントはからだの前側にあるんです。

からだの前側にある、腰痛改善の鍵を握る筋肉、それは**「大腰筋」**です。からだの前側で、上半身と下半身をつないでいる細長い筋肉です。

あなたの腰痛は、この「大腰筋」を改善することでよくなります。

大腰筋を鍛えることが健康増進の鍵である、ということについては、さまざまな本や雑誌が取り上げていますが、**この本でご紹介する「足振り体操」は、大腰筋を「もっともラクに、効果的に鍛える方法」です。**

腰痛を改善するために開発された大腰筋のトレーニングであり、不要なつらさ、痛み、めんどうくささなどを徹底的に排除した体操。

いってみれば、腰痛を改善するのが目的であれば、これ以上に負荷のかかる体操をする必要はないともいえるのです。

ひざを投げだすことによって、痛みを「抜き」、からだの深層部にある大腰筋を鍛えるこの体操は、はっきりいって拍子抜けするくらい簡単です。

しかし、整形外科医に「こんな簡単な方法で、たくさんの筋肉に一度にアプローチできるとは、医師としてわかっていたつもりだったが気がつかなかった」といわしめた、お墨付きの方法です。

実際、これまで私の施術施設では、3000人以上の方々が、この方法により腰痛を「卒業」しました。

私が何より大切と考えるのは、「卒業する」ということです。この本でお伝えしていくのは、単に「腰の痛みをとる方法」ではなく「しぶとい腰痛と縁を切る方法」。**つまり、「腰痛を二度と起こさない」「ぶり返さない」方法です。**

誰でもできますし、屋内外どちらでやっていただいてもOK。時間と場所も選びません。

痛いこともないから、つらくない。
短時間でできて何より簡単。
それなのに、効果はバツグン。

さぁ、私が自信をもっておすすめする「足振り体操」を、ぜひあなた自身のからだで確かめてみてください。

まえがき

「あそこに行けば、絶対に腰痛が治るよ!」

「20年来の腰痛が、一発で治った!」

「あの先生はまさに〝ゴッドハンド〟だよ!」


こうしたウワサを聞きつけ、その〝神の手〟による施術を受けるために、何時間もかけて足を運んでみたものの——


「自分は治らなかった……」

「自分には効かなかった……」

腰痛に苦しんでいる人の中には、こうした経験を一度ならず、いえ何度も繰り返しされている方が多いのではないでしょうか。

もちろん私の施設にも、同じような経験をされている方が本当にたくさん来られます。

腰痛を抱えているみなさんの体験談は、まるで治療のために施設を次から次へと渡り歩く放浪記のようです。どこに行ってもすっきり治ることはなく、どこからか私の施設のウワサを聞きつけ、藁《わら》にもすがるような思いで来られたという方がほとんどです。

腰痛に苦しんでいる多くの方々を目にし、多くの似通った体験談を聞くにつけ、施術を行う側の私ですら「腰痛って、やっぱり治らないんだな」「どこもいい結果は出せていないんだな」とつくづく感じます。

腰痛って、治らないですよね。

施術をする私がいうのも何ですが、本当に治らないことが多いです。

私はこれまでの18年間に、約４万人の方々に施術を行ってきましたが、そのうち腰痛で来られた方は６０００人近く。これだけの人数を見てきた私ですら「腰痛」と聞くと、「治らないよな」とつい思ってしまいます。

「あなたの療法が間違っているんだ！」「あなたの技術の問題だろ！」と全国の優秀なスゴ腕整体師から非難されてしまいそうですが、「腰痛は治らない」というのが私の本音です。

ただし、この本音には「施術だけでは」という条件がつきます。

実際、私の施設では腰痛で来院された６０００人のうち、３５００人以上の方々が腰痛と決別することができました。

それはなぜか？

私には「足振り体操」という強い味方がいるからです。

私がこの体操を開発したのは２００７年10月。「腰痛は治らない！」という敗北感を抱え、腰痛治療にすっかり自信を失っていた時期のことです。

あらゆる方面から腰痛というものを見つめ直し、研究に研究を重ねた結果、足を軽く前に振るだけの「足振り体操」という腰痛解消の方法を編み出しました。

「足振り体操」を開発してから、私はさっそく施術に取り入れました。

ここに、おもしろい統計があります。開始した2007年11月から2008年10月までの約1年間にとった、腰痛で来られた方々の改善パターンリストです。

当時、中目黒にあった私の施設で、腰痛で来院された200名の方をAグループとBグループに分け、Aグループの100人には施術を行うだけ、Bグループの100人には施術と並行して腰痛改善のための体操を実行していただきました。

もちろんBグループの方に負担をかけてはいけないので、お伝えした体操はどれも簡単なものばかり。生まれたばかりの「足振り体操」をはじめ、私がそれまでに開発したオリジナル腰痛改善体操や、一般的に知られている既存の腰痛体操を本人の自由意志のもと、気がついたとき、気が向いたときにやっていただきました。

A：施術を行うだけ

B：施術＋腰痛改善のための体操（既存の腰痛体操、「足振り体操」など）

結果は、Aグループでの腰痛改善率は32％だったのに対し、Bグループでの腰痛改善率は58％。**単に施術を行うだけの場合に比べて、なんと2倍近い解消効果が引き出されたのです。**

さらにBグループでの内訳を詳しくみると、新たに開発した「足振り体操」がそれまでに開発した私のオリジナル腰痛体操、他の医師や治療家が考案した既存の腰痛体操よりも高い改善率を弾き出したのです。

100人中34名：足振り体操を行った……………………改善率67％

100人中33名：足振り体操とは別の宮腰腰痛体操を行った……改善率59％

100人中33名：世間一般的な腰痛体操導入…………………改善率45％

こうしたデータからも、私は足振り体操の改善率に自信を持っていました。自信はあったのですが、正直なところ腰痛の本はあまり出したくはありませんでした。

なぜなら、決して舐《な》めてかかれないのが腰痛であり、「我こそは腰痛治療のスペシャリストでございー！」と軽々しくいってはいけない領域だからです。

しかも腰痛をテーマにした本は世の中にあふれんばかりにあります。どうして腰痛の本はこれほどたくさん出版されているのか。はっきりいいましょう。**それは、腰痛が治っていないからです。**

腰痛を患っている方は次から次へと治療院を渡り歩き、自分の腰痛を本当に治してくれる施設を常に探しています。そんな方々は、どこそこがいいと聞けば、そこへ行きます。たとえどんなに遠くても、何時間もかけて足を運びます。

本の世界でも同じことが起きています。この体操こそは、今回こそは、と、すがりつくような思いで購入します。

けれども、実際のところ結果はどうでしょう？

治療院探しと同じように結果がともなっていないという人が大半ではないでしょうか。思うように治らないから、腰痛の本が新しく出るたびに買うのです。ダイエットの本とよく似てますよね。

そんな状況を知っているだけに、自分が腰痛の本を出すことに対して、私は戸惑いがあったのです。

しかし、本当に腰痛を解消する本が出版されれば、治療方法を探し求めて東奔西走する人の数は確実に減ります。

私も整体をなりわいにしている身。

「腰痛は治らない」「腰痛は再発する」といった今までの常識というか、諦めに近い定説を「ひっくり返してやりたい！」という思いがあります。

時間と労力をとことん費やし、研究した結果生まれた腰痛体操の数々。どれだけたくさんの「治りましたよ！」という声を耳にしたことでしょう。

これらを、腰痛を抱えて苦しんでいる人たちに伝えよう。そんな思いで、今回、ペンをとりました。


経験上実感していることですが、腰痛は施術よりも自分で体操をするほうがはるか

に治ります。
しかも長く患っている人ほど、施術よりも自分でからだを動かすほうが効きます。
不思議なことに思えるかもしれませんが、これは断言できます。
ですから、この本を手に取られた方は、今度こそ、今回こそ腰痛と決別できます。
腰痛の本を買うのはこれが最後。
この本1冊があれば、それが可能です。

腰痛が4週間で解消！「大腰筋」を強くする◎目次

第1章 腰痛の本当の原因は「大腰筋」にあった！

第2章 なぜ「足を振る」と大腰筋をラクに強くできるのか？

第3章 ぶり返さない！ 寄せつけない！ 腰痛と完璧に縁を切る方法

装　　丁……萩原弦一郎（256）
本文イラスト……平澤 南
本文DTP……山中 央
構　　成……肥田倫子
編集協力……鈴木明美（くすのき舎）
乙部美帆
編　　集……橋口英恵（サンマーク出版）

第1章

腰痛の本当の原因は「大腰筋」にあった!

＊マッサージに行っても腰痛が治らない理由

腰を痛めたとき、あなたはどこに行きますか？

整形外科ですか？

でもぎっくり腰ではなさそうだし、痛みはあるけどとりあえず仕事はできるし、病院ではなさそう……。

では鍼灸院《しんきゅういん》でしょうか？

鍼《はり》は行ったことがないので、何だか不安だな……。

それなら整骨院でしょうか？　それともカイロプラクティック？

どこに行けばいいのかわからず、とりあえず近所にあるマッサージ屋さんに行く、という方も多いのではないでしょうか。

確かにマッサージ屋さんに行き、痛みが出ている腰の筋肉をもんでもらえば、痛みが消えてなくなりそうな気もします。

しかし、残念ながら、腰の筋肉だけに集中して、30分、60分と時間をかけて丹念にマッサージをしてもらっても、腰痛は治りません。

それどころか同じ場所を繰り返しもみすぎてしまうと、かえって悪くしてしまう場合もあります。

腰痛を治そうとするとき、いちばん陥りがちな間違いは、腰痛を「腰だけで」治そうとすることです。

なぜなら、**腰痛を引き起こしている原因は、腰の筋肉ではない**からです。

では、腰痛を引き起こしているその原因とは何なのか？　この本ではまず、腰痛の本当の黒幕についてお話しするところから始めましょう。

痛みが生じている場所は、「腰」。それなのに、その腰痛を引き起こしている場所は、腰そのものではない。そう、「からだの前」にある。

冒頭でお伝えしたように、腰痛を引き起こしている原因は**「大腰筋」**です。

「え、腰が痛いのに、悪いのは腰じゃないの？」まずはこの事実に、驚かれた方もいるかもしれません。

「腰痛の黒幕」であり、腰痛改善の鍵を握る正体、それが、大腰筋なのです。

大腰筋は、おなかの奥、腸の後ろにある腰椎《ようつい》からスタートして、股関節《こかんせつ》の下――太ももの骨にある小転子という部分へとつながっている筋肉です。

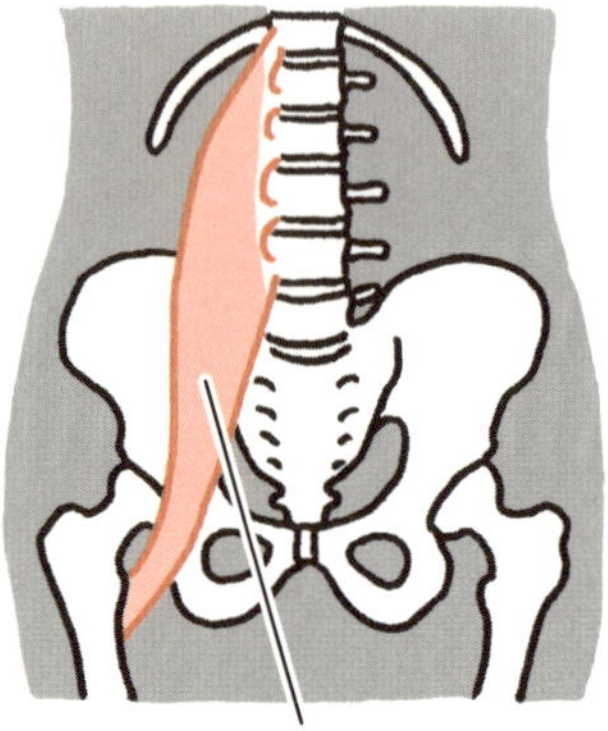

大腰筋

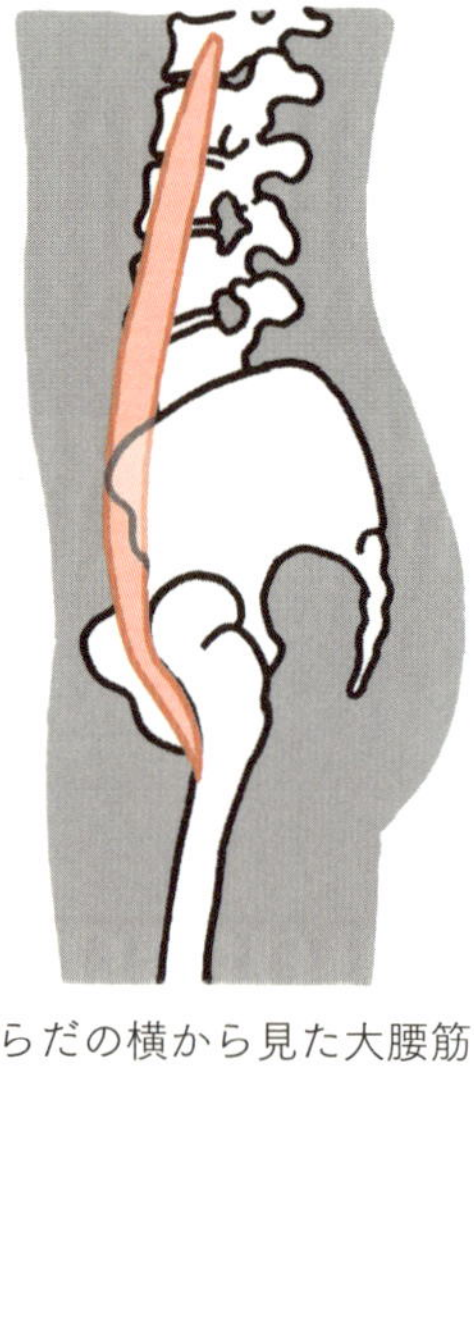

からだの横から見た大腰筋

ちょうどリュックサックの肩ひものような状態で、腰椎と股関節の下をつないでいます。長さはその人の太ももの長さと同じくらい、太さは板に乗ったかまぼこをひと回りかふた回り小さくしたくらいの大きさです。細長い筋肉ですが、全身の中では大きい筋肉に分類されます。

大腰筋は、おもに脚を上げるときに使われる筋肉です。立っているときには骨盤が前や後ろに倒れたりしないように、そして腰椎が前や後ろに曲がりすぎたりしないように、からだの前側から支えています。

上半身と下半身を直接つないでいる唯一の筋肉であるため、大腰筋の筋力が低下すると骨盤と腰椎との支えが弱くなります。腰痛は、そんなふうに上半身が不安定な状態になることから起こるのです。

大腰筋はステーキ肉でいうといわゆるヒレ肉にあたります。赤みがたっぷり、脂肪がまったくなく、とてもヘルシーで上質な筋肉です。先述したように〝リュックのひも〟ですから、人の場合も、動物と同様、大腰筋はひとりあたり2本しかありません。

ちなみにロースというのは、背骨の両脇にある背中側で一番長い筋肉のことで、人のからだでいうと脊柱《せきちゅう》起立筋という筋肉です。

また同じロースの中でも、人の腰にあたる部分には「サーロイン」という特別な呼び名があり、これは肉の中でも最高級とされている部位ですよね。

ですから、腰が痛いというとき、痛いと感じるのはサーロイン（脊柱起立筋）の部分だけれども、黒幕であり改善させるポイントとなるのはヒレである大腰筋。そうおぼえていただくといいでしょう。

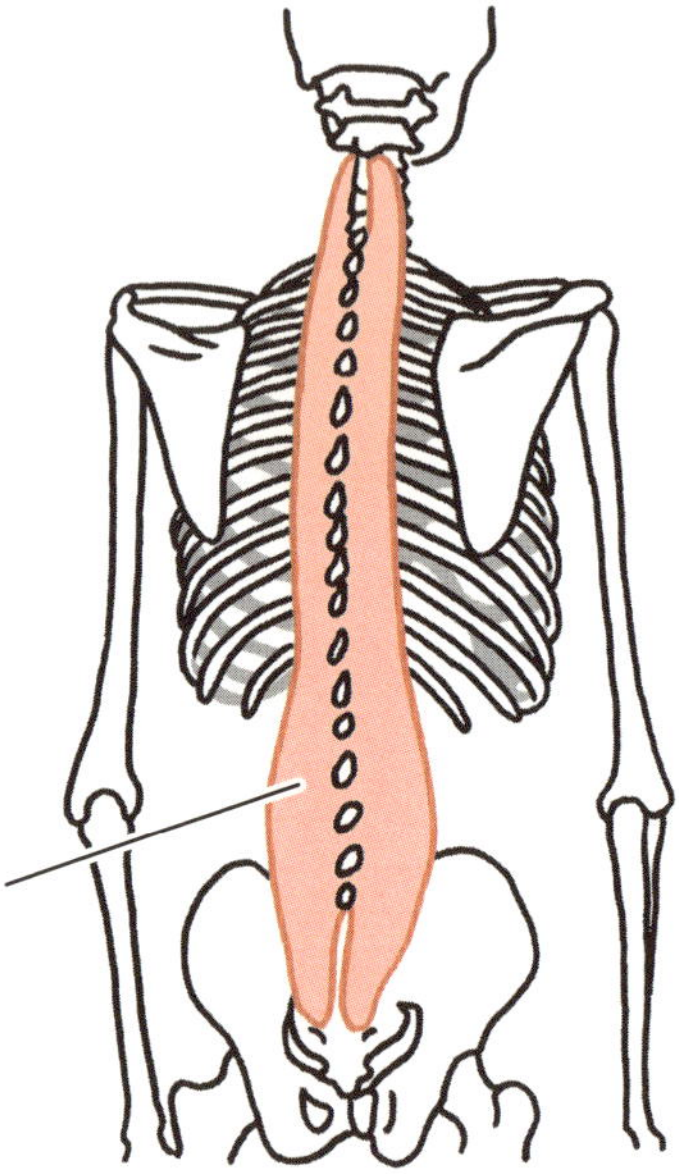
後ろから見た脊柱起立筋

人のロース――脊柱起立筋は「かまぼこ」くらいの太さですが、動物の脊柱起立筋はとても太くて頼り甲斐《がい》があります。ちなみに、一般的に食べられている牛ステーキ肉は、牛の脊柱起立筋を輪切りにしたもの。人の脊柱起立筋の10倍以上も太いのではないでしょうか。

仮にですが、人にもそれだけの太さの脊柱起立筋があったなら、たとえからだの前側にある大腰筋に多少の不具合があっても、腰痛になるようなことはまずなかったでしょう。

そもそも人は、腰痛になりやすい構造的な欠点を持っており、腰痛とは縁が切れない宿命を背負っているともいえるのです。

＊「腰痛になりやすい腰」と「腰痛になりにくい腰」はこう違う

腰部分は、真ん中に腰椎が1本立っているだけで、他に骨はありません。したがって、とても不安定な構造になっています。

たとえば太ももの筋肉（大腿四頭筋《だいたいしとうきん》・ハムストリング筋）は、強靱《きょうじん》で疲れにくく、滅多なことで故障することはありません。アスリートが太ももの肉離れを起こすことはありますが、それは激しい運動や競技などをしたから。普通に暮らしている限り、太ももの慢性症状で苦しむということはまずありません。

また、重いものを持ち上げるなど、姿勢を変えたときにいきなり腰に激しい痛みが生じるぎっくり腰。経験者も非常に多い症状ですが、背中ではぎっくり状態はあまり起こりません。

なぜなら、背中には肋骨《ろっこつ》の支えがあるからです。背中は背骨と肋骨が1つのユニット（組み立て）になっていて、その上に筋肉が張り付いている構造になっているため、疲労系のこりや張りは感じても、ぎっくりと呼ばれる強烈な痛みはほとんど起きないのです。

見るからに強靭な太ももや、肋骨に守られた背筋に比べ、腰の筋肉（脊柱起立筋）は本当に薄くて弱くて力もありません。疲れやすく、痛みが出やすいのも当然のことなのです。

こうした構造の不安定さを考えれば、一度も腰痛を経験することなく一生を終えられることは、奇跡に近いのかもしれません。

ではなぜ、こんな不安定な構造であっても人は暮らしていけるのかというと、腰ま

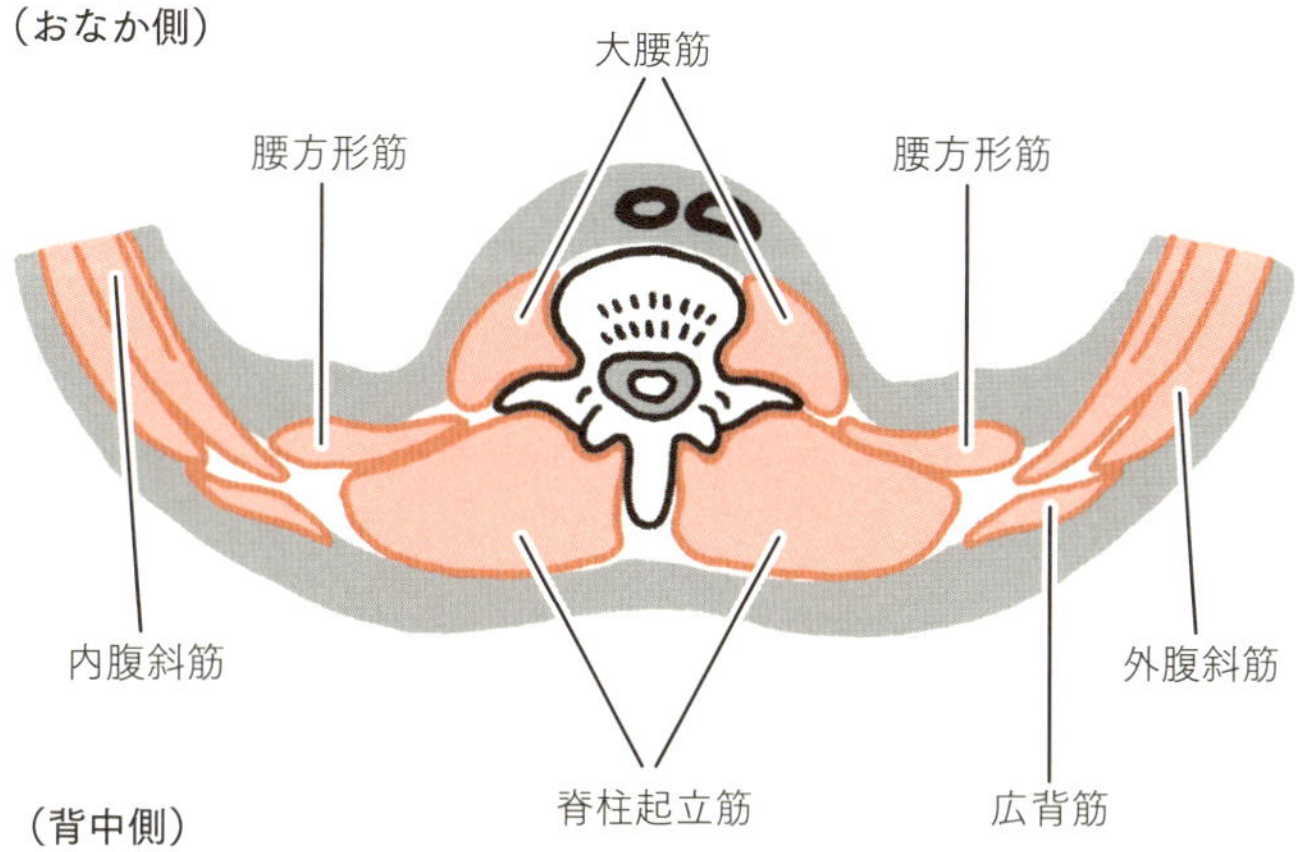

わりの筋肉ががんばって腰椎を支えているからです。

腰まわりには、前側に大腰筋、腹筋があり、後ろ側に脊柱起立筋、腰方形筋、広背筋、大臀筋《だいでんきん》とあり、横には、腹斜筋、中《ちゅう》臀筋《でんきん》があります。

太ももの筋肉のように強靱でもなければ強硬でもない腰まわりの筋肉たちが、日々か細い力を振り絞り、力をあわせて上半身の全体重を健気《けなげ》に支えているのです。

すべての腰痛が筋力と関係しているわけではありませんし、「腰痛と腰まわりの筋力の有無は、まったく関係ない」という意見もあります。

確かに、筋力がまったくなくても、腰痛を一度も経験したことがないという人もいますし、アスリート並みに腰まわりの筋肉が発達している人でも、腰痛に悩む人は数多くいます。

でも、やはり**腰まわりの筋力をつけることは腰痛の改善や予防の基本中の基本**だというのが私の考えです。

姿勢を保っていられるのも、手足を動かして運動ができるのも、筋力があるからこそ。筋力がなかったら、外部の衝撃からからだを守ることもできないし、体温を維持することもできません。

腰まわりの筋肉は、いわば天然の「コルセット」。外側からガードし、サポートする力があれば腰椎は安定しますし、ちょっとしたねじりや傾きに対しても耐久性があれば、腰痛は起きにくくなることは確実です。

実際、アスリート並みに筋力がありながらも腰痛に悩む人は、過度な運動や筋トレのやりすぎなど、腰への過度の負担が原因になっています。

さらに厳密にいうなら、筋力がなくても筋肉に柔軟性があれば腰痛は起きにくくなりますし、筋力があっても柔軟性がなければ腰痛は起きやすくなります。

つまり筋力もなく柔軟性のない人はもっとも腰痛が起きやすく、筋力があり柔軟性のある人がもっとも腰痛になりにくいというわけです。

ちなみに、質のよい筋肉はやわらかくなめらかです。

筋力がアップすると、筋肉が引き締まり、支える力が強くなり、筋力が低下すると、筋肉がたるみ、支える力が弱くなります。

しかし、筋肉が硬いからといって必ずしも筋力があるわけではないし、こっているわけでもありません。

同様に、筋肉がやわらかいからといって必ずしも筋力がないわけでもなければ、こっていないわけでもありません。

筋肉の理想的な状態は、やわらかくて弾力性に富み、しっかりと引き締まっていて、支える力があることなのです。

＊長生きの秘訣は、「大腰筋」を鍛えているかどうかにある

腰まわりを支えている筋肉の中でも、とりわけ大切なのが本書のテーマである大腰筋です。

大腰筋は、上半身と下半身をつなぐ「ひも」であり、骨盤を支えているバンドのような役割をしているからです。腰痛の改善と予防だけでなく、年を重ねていくときにきわめて意識しなければならない筋肉です。

大腰筋は、足を上げるときに使われる筋肉ですから、この大腰筋が衰えると、腰痛が起こりやすくなるだけでなく、足が上がりにくくなります。すると、平らな地面を歩いていてもつまずきやすく、ちょっとした段差にも足をひっかけてしまうようになります。

若い人であれば、すぐに体勢を立て直すことができますが、年配の方の場合は、つまずきや足のもつれから、簡単に転倒してしまうこともあります。

年配の方が転倒すると股関節（大腿骨頸部《だいたいこっけいぶ》）を骨折してしまい、人工関節を入れることを余儀なくされたり、予後が悪いと寝たきりになったりと、その後の人生を大きく左右してしまうことがあります。

また、長期の入院などで筋力が衰えると、人によっては何をするのも億劫《おっくう》になり、動かず、外に出ずという生活が定着し、ますます筋力が衰えるといった悪循環に陥ってしまいます。

からだを動かさなければ食が細くなりますし、抵抗力が落ちれば感染症にもかかりやすくなり、たった一度の発熱から命を落としてしまう場合もあります。

ですから、私はご高齢の方にはとくに、普段から大腰筋を衰えさせないよう、私が考案した足振り体操をご紹介しています。

次の章で詳しくお伝えしますが、この本でご紹介する体操は、とにかく簡単に、いつでも、どこでもできます。「毎日こんなにやらなきゃいけないの」というようなつらい体操ではありませんから、みなさん楽しく続けてください。

体操によって、大腰筋の筋力が少しでも向上してくると、まず足が上がりやすくな

ります。足が上がるようになれば、当然歩きやすくなります。つまずきにくくなって、階段も上りやすくなります。

小さな変化が、物事に前向きに取り組む意欲につながり、それが健康な毎日を切り開いていくのです。

＊大腰筋が衰えると、「ゴリラ」か「アヒル」になる

あなたは、腰の「正しい状態」を知っていますか？

それは、ゆるやかなカーブを描いている状態です。

腰は軽く前に反っている状態がもっとも安定します。反りすぎてもよくないし、まったく反っていないというのもよくありません。

全体では、首部分は少し前に反り、胸から腰にかけてはその反対にやや後ろに反り、腰から仙骨の位置まではまたやや前に反り、というのが正しい形です。

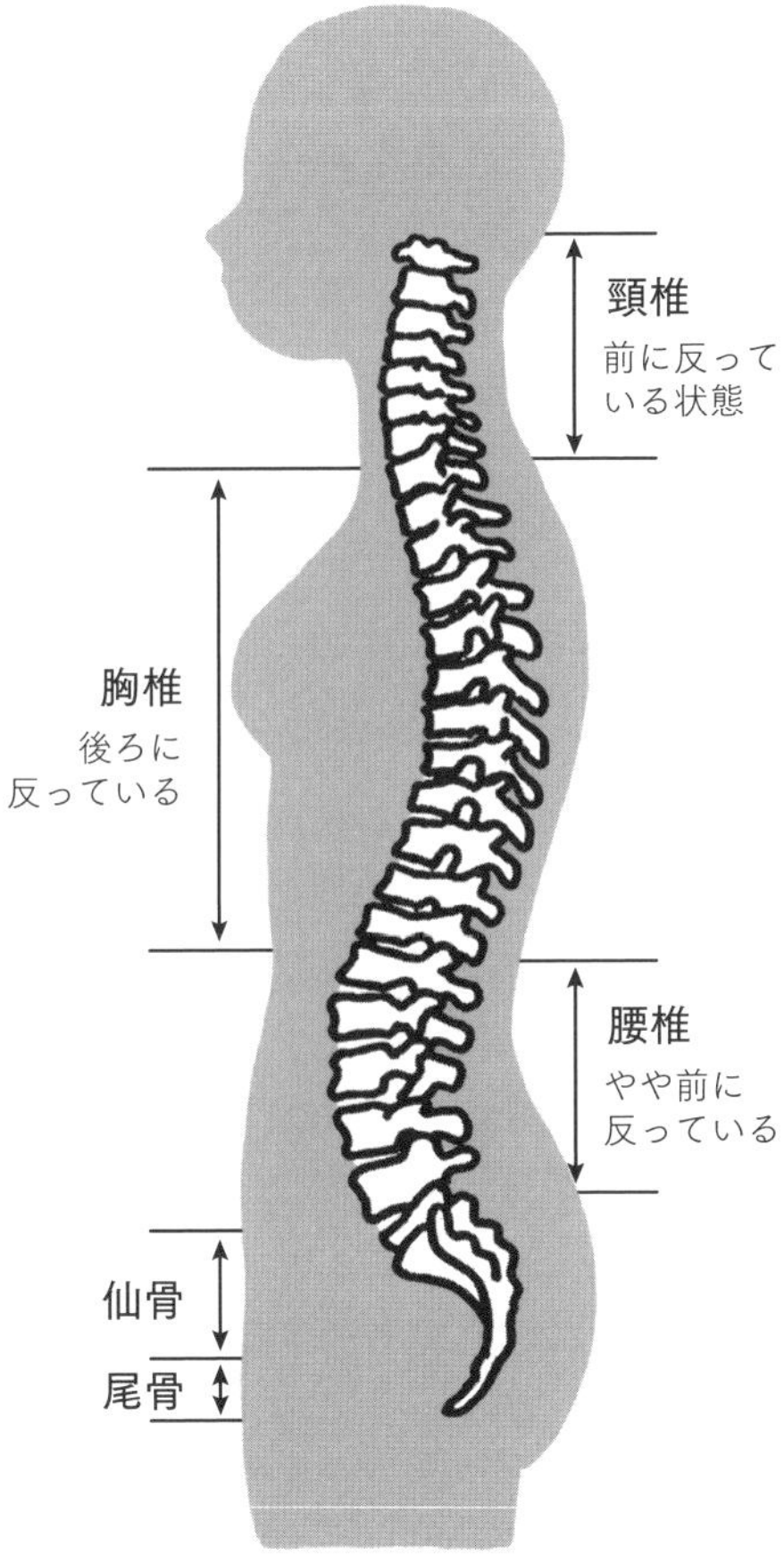

日常のほとんどの動作は腰を中心点にして行われます。ですから、腰が不安定になると、力が入りにくくなり、何をするにも不具合が出てきます。

大腰筋が衰えると、骨盤が後ろに傾いたり、逆に前に倒れすぎたりすることがあります。骨盤が後ろに傾けば、腰の前弯《ぜんわん》は失われてまっすぐな状態＝腰椎後弯《こうわん》（ストレートバック）になります。

骨盤が後ろに傾いた「後弯腰」の人

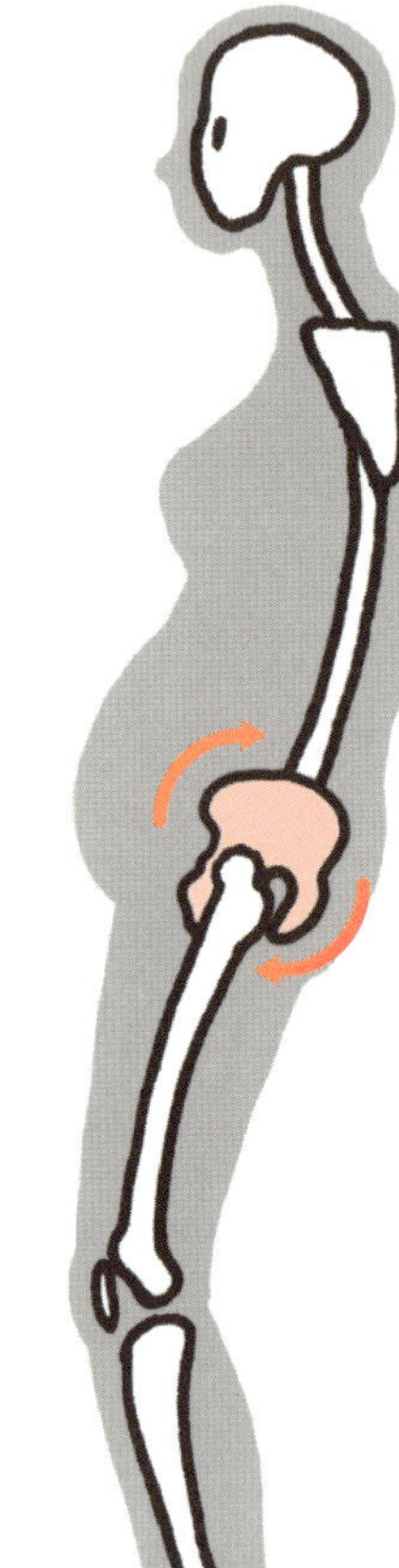

骨盤が後傾した姿勢の典型はおばあちゃんの立ち姿をイメージしていただくといいでしょう。

お尻の肉が下に垂れ、平べったく四角い形になります。腰はまっすぐか、後弯した状態になり、背中から首にかけてはさらに猫背になるため、顔の位置はからだの中心よりもだいぶ前に出てしまいます。イメージしていただくならゴリラやオランウータンのような姿勢といってもいいかもしれません。

一般的に高齢者に多く見られますが、20～50代の人でもこのような姿勢をしている人はときどきいます。

一方骨盤が前傾しすぎてしまうと、腰が前側に極端に反った状態、いわゆる反り腰になります。

反り腰の姿勢は、10～40代までの女性に多く見られ、骨盤の前傾に伴って下腹部がぽっこりと前に出て、お尻はアヒルのキャラクターのように後ろに突き出ています。

腰の反りが強すぎても猫背になります。なぜなら、腰が前側に反れば反るほど、前後のバランスがとれなくなってしまうため、背中側を丸めて後ろに倒れないようにす

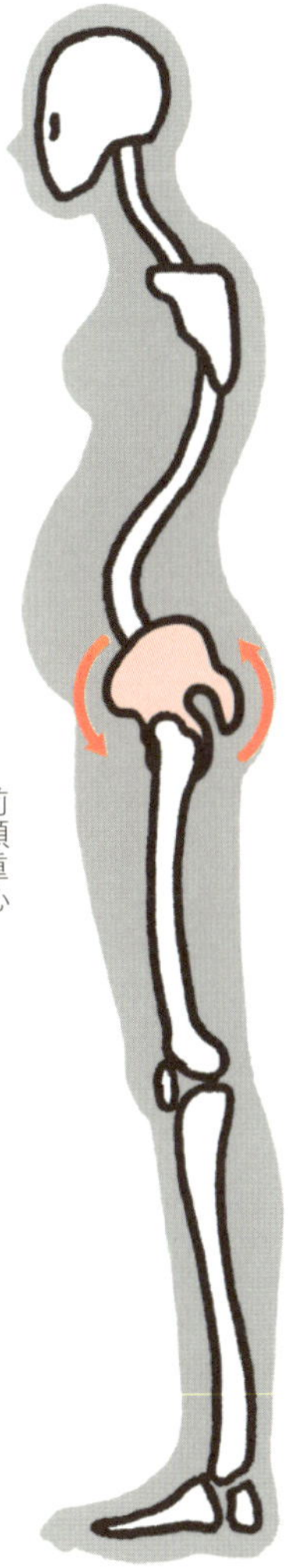

骨盤が前に傾いた「反り腰」の人

る必要があるからです。

反った腰の角度に比例して、背中も丸まり、顔の位置は高齢者と同様に、中心線よりも前に出ていて、首の骨がまっすぐなストレートネックといわれる形になっています。

首は腰と同様、ゆるやかなカーブを描いているのが正常です。

「まっすぐ」というと「正しい」につながるイメージがありますが、こと腰や首に関しては「まっすぐ」になっているのは、正しくない状態、いわばゆがんだ状態なのです。

＊「大腰筋」が衰えると、こうしてO脚とひざ痛が始まる

大腰筋が衰え、骨盤が後ろに傾くと、必然的にまっすぐに立つことができなくなります。とくに年配の方の場合は、ひざの角度がやや「く」の字に曲がり、ひざの皿が外側に向いた、いわゆるガニ股のO脚になります。

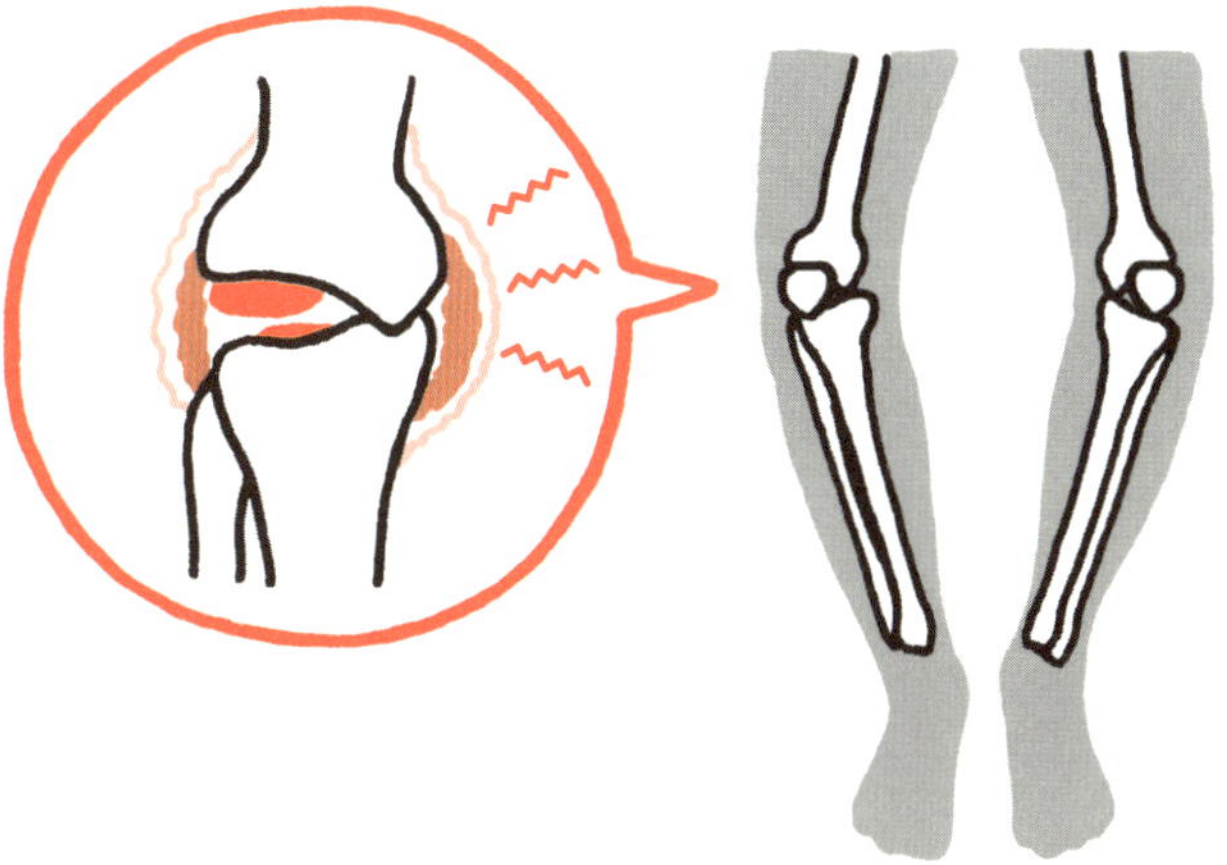

このようにひざが外側に向いていたり、くの字に曲がった状態で過ごしていると、上半身の体重がひざの内側にだけかかってしまいます。

一点局所に負荷をかけ続けると、骨が変形し、変形性ひざ関節症にまで発展してしまう場合もあります。

さらにひざに痛みがあると、痛みを避けるためにどうしても不自然な姿勢をとってしまい、腰にも痛みが出やすくなります。

ちなみに最近は長時間イスに座って仕事をするスタイルの方が圧倒的に多いため、若い人でもO脚の人が少なくありません。それだけ大腰筋の筋力が低下しているということでしょう。

若い人に多く見られるO脚の場合は、高齢の方のそれとは逆で、骨盤が前に傾いています。**骨盤が前傾することでひざの角度が後ろ側にたわみ、ひざの皿が内側に向いてしまってO脚になるのです。**

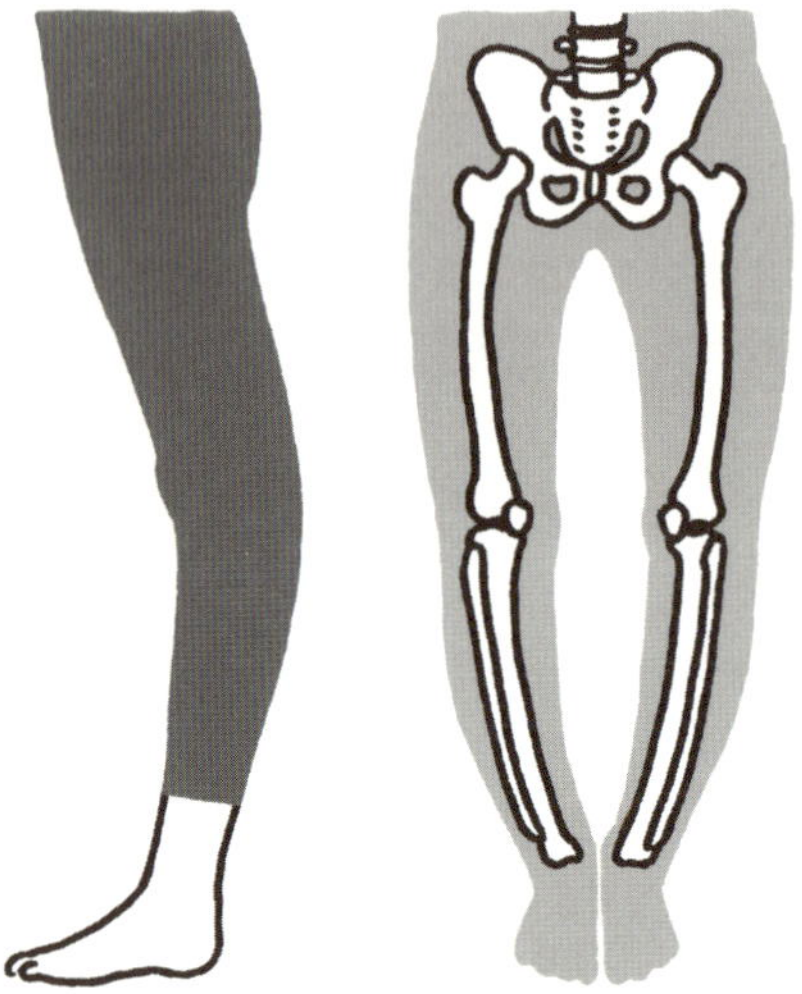

前傾姿勢になりがちで、ふくらはぎがパンパンに張ってしまい、むくみや冷え性が改善されにくくなります。また、からだの重心が前にかかるため外反母趾《がいはんぼし》や扁平足《へんぺいそく》が進行してしまい、上半身のバランスがとりにくくなり、結果的に腰痛が発生しやすくなるのです。

＊ふとした「あ、イタタ……」がいつかしぶとい腰痛に変わる

イスに座りっぱなしで仕事をしたり、車の運転を長時間していると、大腰筋がほぼ使われることがないため、大腰筋が収縮したまま硬くなります。

このように大腰筋が縮んだ状態で硬くなっているときは、裏側に位置する腰の筋肉（脊柱起立筋）から大臀筋にかけては逆に伸ばされて、血流が悪くなっています。

大腰筋が縮んで固まったような状態になっていると、急にイスから立ち上がろうとしたり、車から降りようとしたときに、大腰筋がすぐに伸びてくれず、腰の筋肉が引っ張られた状態のまま動くことになってしまい、腰痛が起こるのです。

草むしりなどで長時間しゃがんでいて、急に立ち上がるときに起きる腰痛も同様です。

しかし、しばらく動いているうちに大腰筋の緊張が緩和され、引っ張られていた腰の筋肉も次第に正常な状態に戻り、腰に滞っていた老廃物は流れていくので、いつし

か腰の痛みは消えていきます。

とはいえ、座りっぱなし、しゃがみっぱなしという習慣を毎日、何年も繰り返していると、立ち上がって動くことで消えていた腰の痛みが、いよいよ消えなくなります。これがいわゆる「慢性の腰痛」に移行したということです。

その意味では、立ち仕事をしている人のほうが、1日中座りっぱなしで仕事をしている人よりも腰痛の発生率は低いということは理解しやすいかもしれません。

座っているときは上半身の体重がすべて腰（とくに腰椎の4番、5番、仙骨）にかかってしまう一方、立っている場合は、上半身の体重が腰だけでなく股関節やひざ、足首など腰以外の部分に分散されています。座っているときに比べ腰にかかる負担が軽くなっているのです。「立っているほうがラクだ」という腰痛持ちの人がいるのは、こうした理由です。

また、立っているときには、大腰筋がほぼ伸びきっている状態で、反対側にある腰の筋肉が伸ばされることはありません。**からだは前と後ろのどちらか一方の筋肉だけが働くことはなく、前が縮めば後ろは伸び、後ろが縮めば前が伸びるというように、**

常に前後で作用しあっています。

大腰筋が収縮しなければ、腰にある筋肉が変に伸ばされたり引っ張られ続けるといったことはありません。だから、立ちっぱなしのほうが、座りっぱなしよりも腰痛にはなりにくいのです。

さらに、立ち仕事は座っている仕事よりも動くことが多くなります。下を見る、前にあるものを取る、お辞儀をするといったちょっとした動作によっても、大腰筋が使われます。常に動くことで大腰筋が縮みすぎることもなければ、大腰筋そのものの血流が悪くなることもありません。

1日の中で少しでも動きがあれば、動かした部分へと腰にたまった負担がその都度分散されるので、立ち仕事の人のほうが腰痛にはなりにくいといえます。

ただし、立ちっぱなしとはいえ、常に前かがみで作業をする人は、座っている人よりも腰の負担が大きくなる場合もあります。

生活環境などで大腰筋が常に収縮していると、たとえ大腰筋の筋力が低下していなくても、腰痛は起こるし、その腰痛が慢性化してしまう。**だから、大腰筋の筋肉を鍛**

え、かつ、伸び縮みさせて、質のいい大腰筋にしておくことが必要なのです。

からだの上半身と下半身を結び、背骨と骨盤を支えている大腰筋。その重要な筋肉を鍛えることの大切さを知っていただけましたでしょうか。

さぁ、次の章ではいよいよ、その大腰筋を鍛える、いつでもどこでも誰でもできる、シンプルなのに効果バツグンの「足振り体操」をご紹介します。

第2章

なぜ「足を振る」と大腰筋をラクに強くできるのか？

＊1回たった30秒。腰痛が消えていく「足振り体操」

腰痛の黒幕である大腰筋。大腰筋を鍛える体操は、実は拍子抜けするほどシンプルです。**1回たった30秒でできてしまう、超簡単な方法です。**

「そんなうまい話など、あるわけがない」と疑われる方こそ、やってみていただきたいのが、この足振り体操です。

かかる時間はわずか両足あわせて30秒。それを1日2、3回行っていただきます。

とにかくみなさんがお忙しいことは承知しています。でも、30秒なら、何とかなる。そんな気になりませんか？

どんなに忙しい方でも、コーヒーを淹《い》れている間の30秒、朝歯磨き前の30秒、エレベーターや電車を待っているときの30秒。出かける前に、玄関で30秒……。いつもの日常にあふれるほんの隙間時間の30秒だけ、お時間をとっていただきたいのです。

さぁ、まずはどれほど簡単な体操なのか、さっそく手順をお伝えいたしましょう。

《だから、足振り体操をおすすめします！》

1回
30秒で
できる

痛くない

疲れない

立って
足を振りだす
スペースが
あればOK

屋内外
どこでも

道具いらず

■足振り体操

①背すじを伸ばし、顔はまっすぐ正面を見て立ちます。
（前かがみの姿勢で行うと大腰筋が正しく使われません）

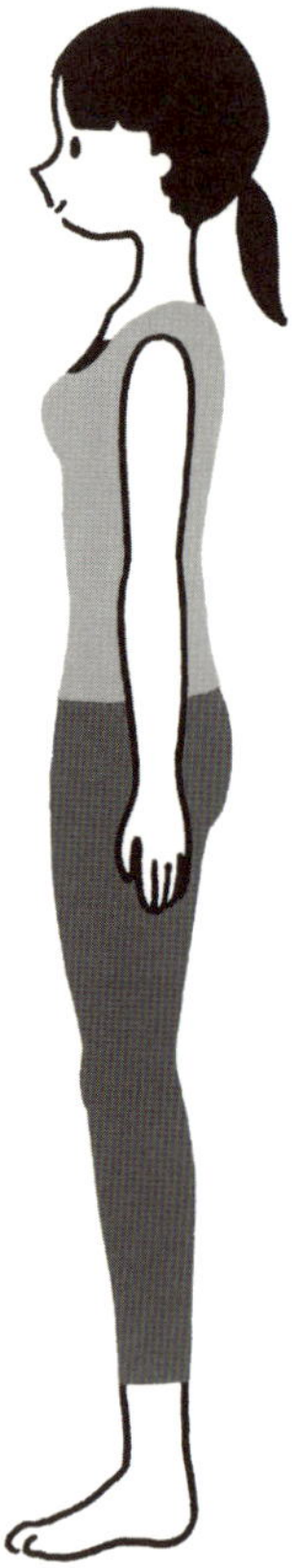

②一方のひざを上げます。ひざは曲げた状態で、
太ももが45度くらいの角度になるまでゆっくりと上げます。

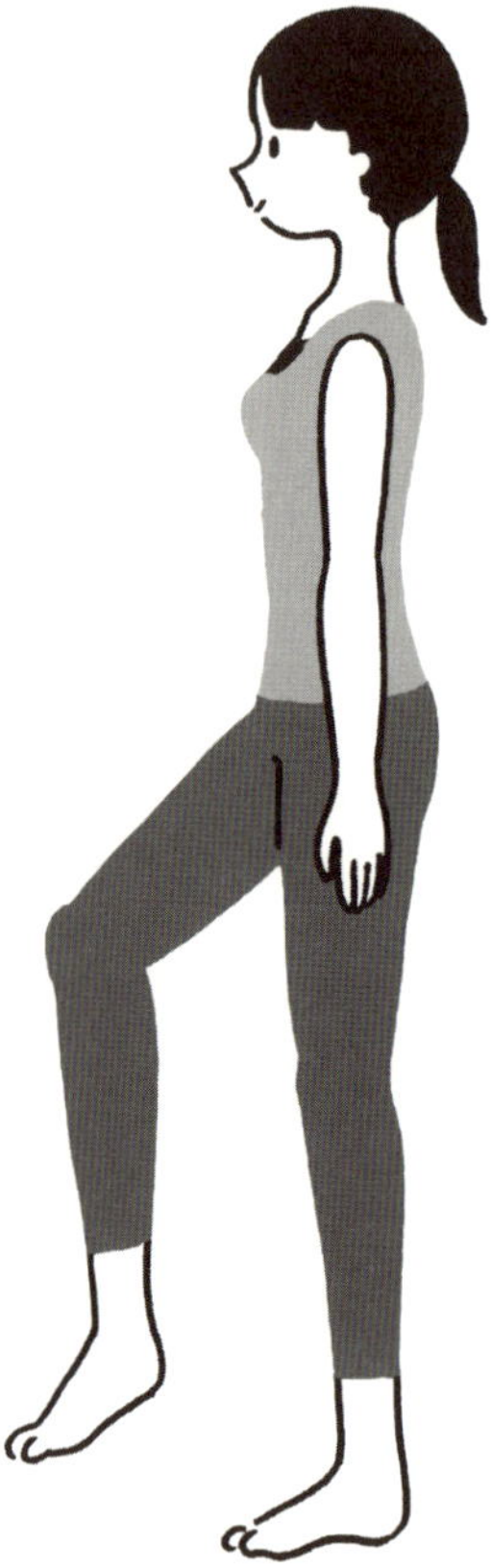

③太ももを上げた状態から、ひざを伸ばすように足を振りだします。
足を上げてから前に振りだすまでの動作を、1～2秒かけて行います。

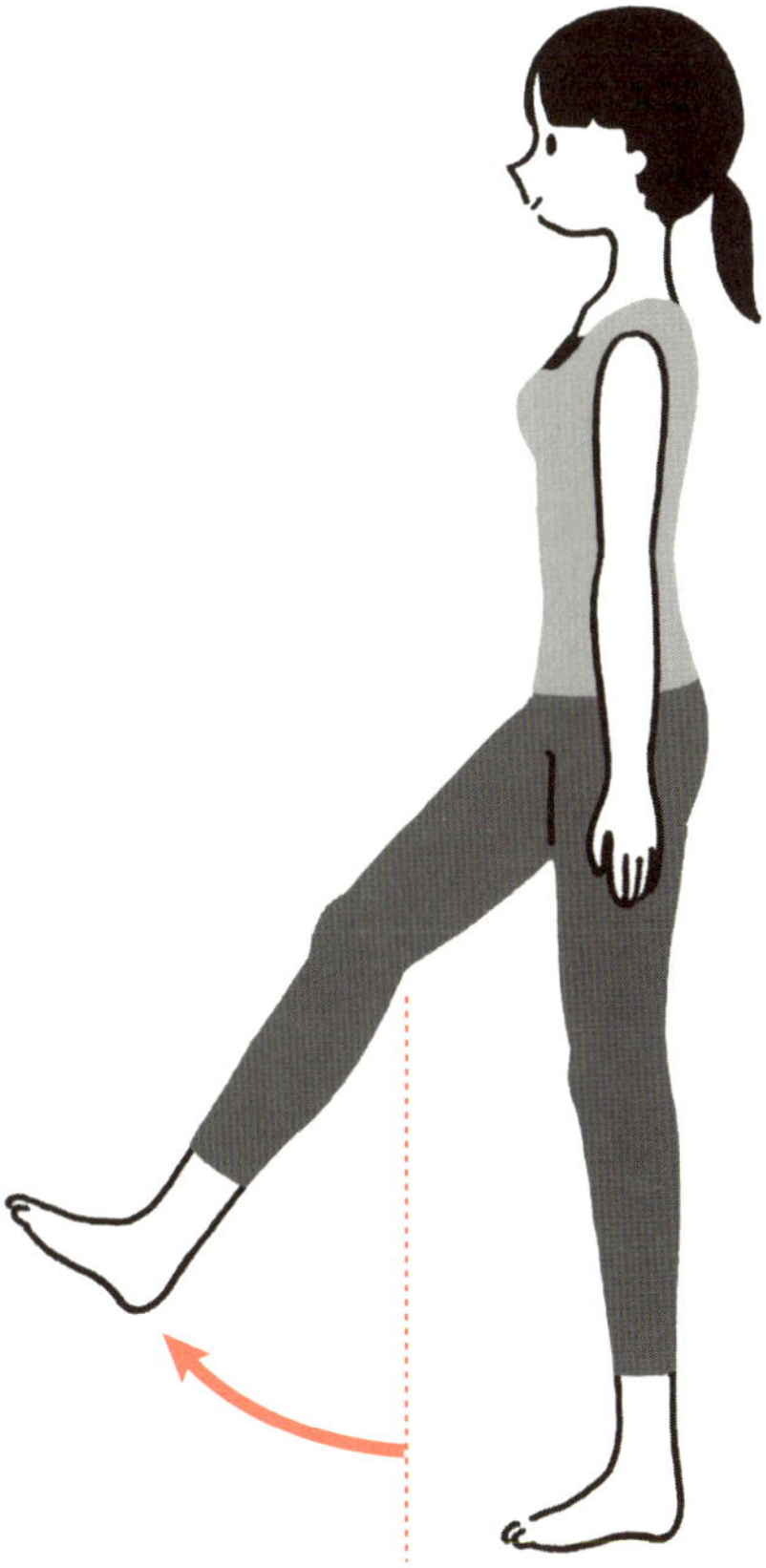

④一方の足が終わったらもう一方、というように、
①から③を左右交互に繰り返します。

回数の目安▼ 片足15回。両足で計30回を、1日3回。

注意していただきたいこと

- 速いスピードでは行わない。1回の動作に必ず1秒以上かける。
- 足を伸ばすときは、強く蹴《け》りださないようにする。
- ぎっくり腰、または腰の痛みが強いときなどは行わない。
- 股関節、ひざ、足首などに強い痛みが発生した場合は、必ず中止する。
- 予防や筋トレとして行ってもよいが、1回30秒を1日3回を、厳守して行う。
- 平らな場所、周囲に障害物がない場所で行う。
- 靴を履いて行う場合は、底が平らなもの、脱げにくいものを履く。
- 人工関節のある人は行わない。

＊「この手があったか！」と医者をも驚かせた、簡単なのに効果的な方法

いかがでしたか？　予想以上に簡単でしたか？

足振り体操は、まず自然な状態で背すじを伸ばして直立するところから始めます。**前かがみで行うと、大腰筋がたるんでしまい、うまく使われなくなるため、他の筋肉を使って足を上げてしまうようになります。**大腰筋だけを狙って鍛えたい場合には、姿勢を正して、大腰筋がきちんと伸ばされている状態で行います。

まっすぐ立った状態から、片足ずつ、交互に足を前に振りだす。それを左右それぞれ15回ずつ行います。

気をつけていただきたいのは、**速いスピードでやりすぎないことと、足を勢いつけて強く振りだしすぎないこと。**１回につき、１秒以上かけて、使われている大腰筋を意識することが大事です。

強く足を蹴りだしすぎると、ひざに負担をかけてしまいますから、強くは振りださ

ないこと。しかし、ある程度リズミカルに行うようにしましょう。

また、体操は平らな場所で、周囲を確認しながら行ってください。靴を履いていてもももちろんできる体操ですが、底が平らなもの、そして脱げにくい靴で行ってください。女性はハイヒールは脱げたり不安定になったりして危険ですので避けましょう。

足振り体操は、一見、地味で静かな療法なのに、その効果はとても強力です。

「大腰筋を鍛えるには、太ももを床と平行になるくらいまで上げないと意味がない」という人もいますが、そんなことはありません。**この体操での足を上げる動作、つまりひざを持ち上げるだけでも、大腰筋は十分鍛えられます。**

なぜなら大腰筋が使われなければ、そもそも足は上がらないからです。

腰痛の解消が目的ではなく、ダイエットや筋肉増強などを目的として大腰筋を鍛える場合は、他にも多くの大腰筋メソッドはあります。しかし、私自身も試してみたことがありますが、結構きついものも多いというのが私の印象です。

この「足振り体操」の目的は、腰痛を改善させ、予防すること。大きな負荷をかけて、「きつい」「つらい」思いをする必要はありませんから、足を上げる角度に関してはそこまで厳しくしなくても大丈夫。45度くらいまで上げれば十分です。**この足振り体操は、極限まで「ラクちんな」方法で、効果が最大になる体操なのです。**

どうして私がそこまで「ラクちんな方法」にこだわっているのか。そこには経験に基づく、私のゆずれない考えがあります。

痛みの緩和でもダイエットでも健康維持でも、その目的が何であれ、どんなに理にかなっていてすばらしく、運動力学的に完璧な体操やトレーニング法を作ったとしても、続けてもらえなければまったく意味がありません。またどんなに結果が出せる体操でも、難しかったり時間がかかるものは、誰もが継続できません。

続けてもらえなければ、それはまさに「絵に描いた餅《もち》」。開発者側の自己満足でしかないのです。

運動療法を開発する本質的な目的は、**確実に実行に移してもらい、実行することによってよくなってもらうこと**。

簡単でなければ続かないという現実を、嫌というほど目《ま》の当たりにしている私にいわせれば、**足振り体操にまさる体操はない**、そう自信を持っています。

ほんの少しの動きで、なおかつ短い時間で筋力アップができる。単純で簡単ですから、本を見ながらでないとわからないというような難しいことは一切ありません。すぐにおぼえられるから、どこでもできる。ご高齢の方にも、どんな体型の方にもやっていただけますし、場所を選びません。疲れない。きつくない。

ぜひ、この簡単すぎるほど簡単な方法を試して、継続していただきたいと思います。


大腰筋の筋力が向上してくると、歩くときに足が上がりやすくなり、つまずかなくなります。歩くのがラクになるので、長く歩けるようになります。結果として運動量も増えて、腰痛だけでなく、さまざまな不快な症状の緩和につながるのです。

＊どうして足を「振りだす」と腰痛が消えるのか

「大腰筋を鍛えるだけなら、太ももを交互に上げるだけでもいいのでは？」と聞かれることがあります。

大腰筋を鍛えることは、腰痛の緩和、腰痛の予防の肝です。確かに、太ももを上げるだけでも大腰筋は鍛えられますから、それでもいいのでは、と思われた方もいるかもしれません。

しかし、すでに発生している腰痛を解消し、腰痛をしっかりと治したいのであれば、太ももを上げるだけではなく、さらなる一歩が必要です。

腰痛は上半身の負荷（重さや動作）が腰にかかり、その負荷が蓄積したことで痛みや重い感じといった症状が起こります。

つまり、**痛みとは、そこに蓄積した負荷が停滞したままになっている、という状態**といえます。

痛いところだけを繰り返しもんだり押したりするだけでは痛みが解消されないのは、かかっている負荷が他の部分に分散されないからです。

では、腰にかかっている負荷をどう分散すればいいのでしょう?

そこで、足を「振りだす」動作が有効なのです。

足振り体操の手順の③にあった、ひざを曲げた状態から「スッ」と足を前へ蹴りだす。この動作は、**腰にたまっていた上半身からの負荷エネルギーを、股関節《こかんせつ》からひざ、足首へと分散させ、からだの外へ逃がしている動作**です。

地球上では常に重力がかかっていますから、力学的に考えると、負荷は下の方向へ、つまり腰よりも下にある股関節、ひざ関節、足首の関節から逃すのが理にかなっています。

ちなみに運動不足やデスクワークなどでいつも座りっぱなしの人は、足全体の筋力が低下しているため、足首、ひざ、股関節が硬くなっている状態です。

機械でいうとオイル切れのような状態に陥っていることが多く、各関節が上からの負荷や地面からの衝撃をうまく逃すことができないために、負荷が腰にたまりやすくなっています。

実際、整体やカイロプラクティックにおける腰痛治療の現場では、股関節を引っ張って左右に振ったり、ひざ関節を引っ張ったり、足首を振るように動かしたりして腰に集中している負荷を他の部分に逃しながら、骨盤の位置や左右のバランスを調整していきます。

つまり、足振り体操の「足を振りだす」という動きは、スゴ腕整体師による腰痛治療と同じようなものともいえるのです。さらにその効果は、治療家が行う施術に匹敵します。

ですから、やりすぎは禁物なのです。効きめが強すぎて、翌日にだるくなったり、痛みが増してしまうこともあるほどなのです。

整体でもカイロプラクティックでも、施術は長い時間やればやるほど効きめが高くなるというわけではありません。現に、私の施設では、腰痛の施術はいつも10分程度、長くても15分程度しか行いません。

たとえば病院で1回1錠といわれた薬を、効果を高めるようにと1回3錠にして服用することはありませんよね。

足振り体操も同じです。やりすぎにはくれぐれもご注意ください。

＊腰まわりの血流を上げて痛みを「流す」から腰痛が消える

足振り体操を行うことで、大腰筋が強くなれば、おなか側から腰を支える力が増すので、反対側にある腰の緊張がゆるみ、腰の痛みが改善されます。

もう1つ、腰の痛みが消える理由が、神経回路にあります。

大腰筋はインナーマッスル（深層筋）といって、からだの中心部にあり体内の熱産生にも関わっています。足振り体操により大腰筋を動かすことで、筋肉から熱が放出されることで、腹部の深部が温まります。

さらに足振り体操を続けて骨盤の位置関係がよくなってくると、骨盤の中にある各臓器にも血液が行き渡りやすくなります。そしてからだが温まり血流がよくなれば、腰の痛みも軽く感じられるようになります。

また大腰筋が付着している腰椎の両脇には、交感神経幹という特殊な場所があります。交感神経幹は自律神経の通り道で、いわば自律神経が使用している国道もしくは高速道路のようなものです。

自律神経のバランスが乱れ、交感神経が優位になると、血管が収縮し、全身の筋肉まで収縮します。筋肉が収縮すると必然的に血流が悪くなり、全身のありとあらゆるところに痛みや不具合が生じます。

血流が悪いと痛みを感じさせる物質が筋肉の中にとどまり、いつまでも痛みを出し続けます。そして、痛みが消えないと不安を感じ、その不安から、交感神経はますますその働きを高めてしまうのです。

交感神経幹は脳と末端神経の中継地点であり、脳からの指令はいったん交感神経幹にある中継センター（自律神経節）に入ってから、それぞれの目的地に向かいます。

交感神経幹が高速道路なら、自律神経節はサービスエリア、あるいは料金所のようなもの。

大腰筋で熱が作られることによって、隣接した場所にある交感神経幹と自律神経節が温められれば、交感神経と副交感神経のバランスも整い、痛みを感じさせる物質がとどまることなく流れて痛みが消えていく、というわけです。

＊足振り体操は、ほぼすべての腰痛に効くパーフェクトな体操

腰痛の黒幕である大腰筋についてはお伝えしてきたとおりですが、場合によっては、大腰筋以外の筋肉が、腰痛の直接的な引き金になっているということもあります。

それは、お尻の大臀筋《だいでんきん》・中臀筋や太ももの大腿四頭筋《だいたいしとうきん》・ハムストリング筋などの筋力低下や、股関節やひざの関節のゆがみなどです。

とはいえ、専門家でないかぎり「どの筋力が低下したから腰痛になったのか」という腰痛の真の「引き金」を特定することは難しいことでもあります。さまざまな筋肉が支え合い、作用し合っているのが私たちの肉体だからです。

「原因をつきとめることが難しいなら、結局腰痛は治せないということじゃないか！」と叱られてしまいそうですが、どうぞご安心ください。

「どこの筋肉かはわからないんだけど」と、原因が不明の方にこそ、この足振り体操

は自信をもっておすすめできる方法なのです。

というのも、この体操は、腰痛を引き起こす原因と考えられるあらゆる筋肉に働きかけることのできる、いわば万能体操なのです。

足振り体操は大臀筋、ハムストリング筋、中臀筋など、大腰筋以外の筋肉にもよい効果をもたらしてくれます。

大臀筋はお尻の筋肉で、大腰筋と互いに向き合いながら作用し合っています。前側にある大腰筋の筋力が低下してしまうと後ろにある大臀筋は収縮し、それにより腰の筋肉が下に伸ばされた状態になり腰に痛みが出るのです。

足振り体操で大腰筋の筋力低下が改善されれば、それにともない大臀筋の緊張は緩和されます。さらに太ももを45度くらいに上げた状態から足を振りだすことで、収縮している大臀筋も同時に伸ばされ、大臀筋の緊張がゆるむことで下に引っ張られていた腰の筋肉も解放されます。

太もも裏側の筋肉であるハムストリング筋もまた、大臀筋と同様、大腰筋と拮抗《きっこう》して反対の作用をする関係にあります。

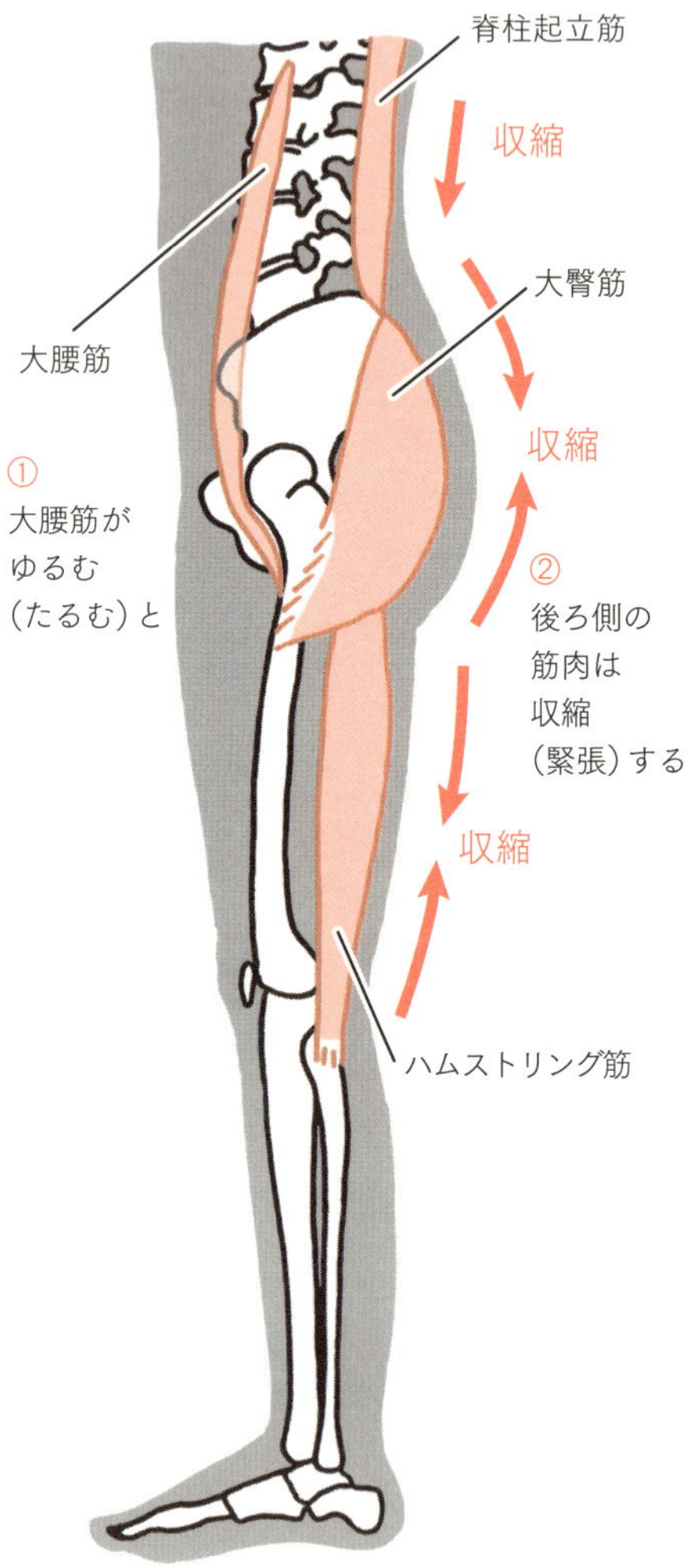

大腰筋の筋力が低下すると、ハムストリング筋は収縮し、腰周辺にある筋肉を下に引き伸ばします。**足振り体操で大腰筋の筋力が向上すれば、ハムストリング筋の緊張がゆるみ、腰周辺にある筋肉が下に引っ張られにくくなるのです。**

大臀筋の前側、お尻の真横に位置する中臀筋も腰痛の原因として知られています。

中臀筋は足を真横に上げる筋肉であり、片足立ちになったときに、踏ん張っているほうの足を横から支えています。

つまり、足振り体操で片足立ちができない、片足立ちをするとグラグラするという人は、中臀筋が衰えているということになります。

中臀筋は股関節と連携して、骨盤を真横から押さえつけてガードしている筋肉なので、この筋力が低下すると、骨盤自体が不安定になります。

骨盤の傾きが不安定になると、足の長さが違ってしまったり、腰が曲がったり、背骨が曲がったり、首が傾いたり、顎がズレたりなど、さまざまな不具合が生じてきます。安定した姿勢を維持するために、中臀筋は欠かせない筋肉なのです。

足振り体操では、交互に足を上げることによって、この中臀筋の筋肉もしっかりと鍛えることができます。

このように足振り体操は大腰筋を鍛えるだけでなく、その他の筋肉にも作用します。効果は腰の痛みの緩和にとどまらず、猫背の解消などの姿勢矯正から肩こりや頭痛の解消、ダイエット効果まで、一石何鳥もの相乗効果が期待できるのは、こうした理由からなのです。

＊足振り体操で骨盤の「位置」と「向き」を正常に戻す

もう1つ、足振り体操によって、骨盤の位置と傾きも、理想的な形に戻すことができます。

骨盤のゆがみがからだに悪影響を与えることは知られた事実ですが、骨盤のゆがみは、大腰筋の筋力の低下、あるいは左右差が原因になっていることもあります。

骨盤は内臓をのせている器のようなものです。器を傾けると中のものがこぼれて落ちてしまうように、骨盤を支えている大腰筋が衰えて骨盤が前に傾いてしまうと、内臓が前に押し出されてしまい、おなかがぽっこりとしてしまいます。

骨盤は本来、ある程度前に傾いているものですが、傾きすぎると腰にもよくない上に、プロポーションまで悪くしてしまうのです。

足振り体操をすると、大腰筋が鍛えられ、骨盤が前に傾きすぎるのを防いでくれます。また、左右の大腰筋を均等に鍛えることで、偏っていた筋力の左右差がなくなり、骨盤のゆがみも少しずつ改善されていきます。

大腰筋が鍛えられ引き締まれば、内臓がしっかりと支えられるので、おなかがぽっこり出てしまうことはありません。

また、大腰筋の筋力が向上すれば、腰椎が後弯《こうわん》することもなくなります。骨盤が後ろに傾くことなく、ひざをくの字に曲げることなくまっすぐ立てるようになり、第１章でお話しした０脚を改善することができます。

骨盤が前傾しすぎることなく、後傾することもなく、ほどよく前傾していれば、それに伴いお尻もキュッと持ち上がりますし、胸が張りやすくなりバストアップして見えます。


大腰筋は長さもあり、からだの中では大きな筋肉に分類される筋肉ですから、この筋力を強くすることで、自然と代謝が上がり、脂肪を燃焼する働きが高まります。実際に、私の施設を訪れる方の中にも、ダイエット効果があったという人が後を絶ちません。

＊大腰筋を強化したら15年来の腰痛が解消した

大腰筋の筋力が向上することで、腰痛はもちろんひざ痛の改善や、お尻や太ももの筋肉が鍛えられることによるプロポーションの向上など、たくさんの「やってよかった！」の声があがります。

姿勢がよくなったり、自律神経のバランスが整ったり、さらにはダイエットにもつながった、とさまざまな効用がある足振り体操。

ここで、実際に足振り体操を行うことで腰痛を克服した方々の例をご紹介したいと思います。

ちなみに私の施設には長年通ういわゆる常連さんはいません。

なぜなら、みなさん、自分でからだを動かす〝処方箋〟によって、腰痛を始めとするからだの不調を、自らの手で解決されるからです。

ここでご紹介する方は、みなさん足振り体操を実行し腰痛が完治した方。つまり私の施設を卒業された方です。

年齢は施設に通われていた当時のものです。これらの事例から、男女を問わずさまざまな年齢層の方に足振り体操の効果があることがおわかりいただけると思います。

不動産業を営むＡさん（55歳）は、25年前から始めたゴルフが趣味。偏った運動と加齢のため、40歳前後から腰痛が慢性化しました。

平日は夕方になると腰の下のほうに、だるさをともなった痛苦しさが出現します。イスに長時間座っていると痛みが出やすく、デスクワークなどでじっと座っているのが苦痛でした。車も短い距離であれば問題はないけれど、２時間以上の運転になると、きまってつらい状態になりました。

Ａさん本人には運動不足という自覚はありませんが、ゴルフの場合、打ちっぱなしをするときに片方だけに動きが偏るため、頻度が多くなると腰に負担がかかることを説明しました。偏った運動性を払拭する意味で、足振り体操を指導しました。

Ａさんは、**足振り体操開始からわずか１週間で、平日の夕方によく出ていた鈍痛や**

だるさの頻度が少なくなりました。その後も1か月～2か月と足振り体操を続けていくうちに、長時間イスに座ったり車を運転していても、腰の下のほうによく出ていた痛苦しさは感じなくなりました。

たまに疲労や疲れを感じることはあるものの、それは腰痛ではなく単なる疲労。打ちっぱなしを800球もすれば、腰に負荷がかかり、どんなに健康な人でも筋肉痛になります。

その後も仕事で無理をしすぎたり、ゴルフの打ちっぱなしをしすぎたとき以外は、痛苦しい腰痛は感じなくなりました。

Aさんの場合は、**偏った運動によってゆがんでしまった腰まわりの筋肉が、足振り体操によって左右対称にリセットされ、15年来のゆがみや腰痛が解消されたの**だと思います。

＊産後に始まった腰痛と8キロの産後太りがあわせて解消

Bさんは出産するまで腰痛経験がなく、1人目を出産してから腰の痛みを感じるようになりました。立て続けの出産だったせいか、2人目を産んでから腰の痛みがさらに悪化しました。

時間がなくてなかなか治療に行けないため、本を読んでいろいろな腰痛体操を試しましたが、時間のかかるものが多く、どれも続けることができませんでした。

しかし足振りなら横にならなくてもいいし、育児の一瞬の隙《すき》をついて行えます。**お湯を沸かしているときや、電子レンジで加熱しているときなど、ちょっとした時間を使って行いました。**

導入後最初の2週間はあまり変化はなかったものの、1か月くらいから徐々に腰が疲れにくくなりました。

この時点では、腰の痛み具合は以前とさほど変わっていませんでしたが、腰が強くなったという感覚があったので、そのまま続けることにしました。

そして導入から3か月〜半年くらいの間で、腰の痛みを忘れている時間が明らかに増えたのです。その後も、子供を長くおんぶしたり抱っこしたりすると、痛くなることはありましたが、鈍痛程度で治りました。

1人目を出産してから長期間続いていた、激しく痛むタイプの腰痛は、まったく起きなくなりました。

また、産後に計8キロ増えた体重も、足振り体操を始めてから約1年の間で元に戻り、立て続けの出産で進行していた反り腰もなくなり、ぽっこりと出ていた下腹も目立たなくなりました。

*70代男性のひざと腰の痛みが一緒に消えた

貸し倉庫業を営んでいるCさんは、30代のときに倉庫の段ボールを抱えて腰を痛めて以来、たびたび腰痛が起きるようになりました。体力には自信があり、趣味の山登りを続けていた60代後半までは、腰が痛くなってもひたすら我慢を続けてきました。70歳で山登りを断念したきっかけは、50代半ばから悪化したひざの痛みに限界を感じたこと。しかし山に登らなくなってから、ひざの痛みは軽くなったものの、腰痛になる頻度が増えました。

Cさんは、施術よりも、ご自分でからだを動かして改善させる方法に興味を持たれていたので、足振り体操をご提案しました。しかし、ひざの痛みが増してくるようであれば即中止してください、という約束でのご提案でした。

Cさんは、小柄で体重が軽いせいか、ひざにはまったく影響が出ることもなく1か月が経過。この時点で腰の痛みは半分程度にまで軽減していました。

その後、腰痛の頻度と痛みの強さは、ともに横ばい状態が続きましたが、2か月を過ぎた頃から、逆に以前よりもひざの調子がよくなりました。それにともない、腰痛の改善にも進展が見られ、たびたび症状をぶり返しながらも3～4か月の間に、腰の痛みがほぼ感じられなくなりました。

それ以降もときどき、作業の内容によっては痛みを感じることもありましたが、以前ほどの強い痛みは出ることがなくなり、まだまだ仕事も現役でご活躍です。

＊片足立ちできなかった72歳女性でも楽しく続けられ、ひざ痛と腰痛が消えた

60代後半に初めてひざの痛みが発生したDさん。以来、ひざの痛みを避けるための不自然な姿勢により腰痛を併発しました。

整形外科医には「ひざの関節が若干変形してきていて、このままでは変形性ひざ関節症になる」といわれました。運動をして筋肉を鍛えるようにと、太ももの筋力アップ体操を指導されましたが、やっていてもあまりおもしろくなく、指導された体操はほとんどしていなかったといいます。

私の施術施設には、「腰が痛くて」と来院されました。

腰の痛みはもちろんですが、ひざの痛みも消えるようにと、足振り体操を指導しました。Dさんは1回30秒を1日3回であればできそうだから、と足振り体操を続ける決意をしました。

しかし、やってみようとすると、なんと片足立ちができません。「片足立ちもでき

ないなんて……」と、Dさんは大きなショックを受けました。Dさんの場合、ひざの痛みというよりは、片足立ちをするための腰まわりの筋肉、おもに中臀筋の筋力がないため片足立ちができなかったのです。

Dさんでなくても、日常生活において、片足立ちになる機会はあまりありません。まさか自分がそんな状況になっていようとは思いもよらなかったDさん。からだの筋力が著しく低下しているという現実に直面し、ショックを受けたことで「がんばろう」という気持ちがわいてきました。

足振り体操を、Dさんは最初はイスを支えにしながら始めました。しかし、わずか2週間で、イスなしでも足振りができるようになり、そのうれしさからさらにやる気が増しました。

腰の痛みはスタートから約2か月で7割程度治り、ひざは半年を過ぎたあたりから痛みが出なくなりました。

病院では「太ももの筋力が増えている、指導した体操をそのまま続けるように」といわれましたが、実行していたのは医師に教えてもらった体操ではなく、足振り体操。Dさんはいたずらっ子のような表情で笑いました。

＊腰痛と一緒にスタイルまで改善し「やせた」といわれた

歯科衛生士のEさんは、10代の頃から反り腰の自覚がありました。23歳のときに着物を着ていて捻挫《ねんざ》し、以来ときどき腰痛が起きるようになりました。捻挫の快復までに半年近くもかかっており、その間に痛い足をかばって悪い姿勢で歩いていたことが腰痛の原因となったと考えられます。

腰痛が出るようになってから、Eさんは太りやすくなりました。10代からの反り腰で、大腰筋の筋力がもともと低下していたこと、捻挫によって姿勢が悪くなったことで大腰筋が使われにくくなり、代謝が落ちたことから太りやすくなったのかもしれません。

捻挫が完全に治っている20代の半ばから、Eさんは姿勢の悪さを指摘されるようになりました。**猫背になり、下腹がぽっこりと出て、お尻が横に大きくなったという外見の変化も、足がむくみやすくなり、冷えが激しくなってきたという自覚症状も、大**

腰筋の筋力低下によって引き起こされる典型症状です。

腰痛の根本改善はもちろん、悪くなった姿勢の改善も狙って、私はEさんに足振り体操を指導しました。腰痛はひと月ほどで改善され、姿勢は見るからによくなりました。

体重そのものにあまり変化は見られませんでしたが、周囲からは「やせたね！」「姿勢いいね」「お尻が小さくなったね」「胸が大きくなったんじゃない？」といわれ、Eさん自身も、立ちやすくなったこと、そして、立ちっぱなしでいても全然疲れなくなったことを実感しました。

足振り体操によって大腰筋の筋力がアップすると、下腹部のぽっこりがなくなること、お尻まわりの筋トレ効果があることは先ほど説明したとおりです。ちなみに乳房自体のサイズがアップすることはありませんが、姿勢が改善されたことで胸部が突出し、胸が大きくなったように見えることはあります。

私の施設を卒業される際、Eさんは**「腰痛が治っただけでなく、プロポーションまで変わって、心が明るくなりました」**とうれしそうに報告してくれました。

＊1回30秒を1日3回でいい「足振り体操」

私のもとには、今日も「こんなに改善しました」「みるみるよくなっています」というれしい報告がたくさん届きます。

そんな声を寄せてくださる方々は、みな、腰痛を「自らの手で」克服された方々。その明るく、喜びに満ちた表情に接するとき、私はこの仕事をしていてよかったと、心から思えます。

足振り体操は、効果的に大腰筋を鍛えることはもちろんですが、大腰筋をはじめとする腰まわりを支える筋肉に対する筋トレ効果も非常に高く、多くの方々が、その効果を実感しています。

左右の足を交互に5回ずつやっただけでも効果が出る人もいるほどですから、片方の足につき15秒（約15回）、それを1日に3回という回数はしっかり守ってください。

とはいえ、こうした自分で行う体操の効果は、どうしても個人差があるというのも事実です。あらゆる原因、あらゆる症状の腰痛に効果があるというデータはあるものの、すべての方の腰痛が解消されるわけではありません。

とくにお年を召された方は、腰に痛みを感じたら無理せず足振り体操をすぐに中止してください。また、体重のある方、最近体重が増えた方は、上からの負荷により関節が痛くなったり、筋肉痛になることもあります。数日経ってもそれらの症状が消えなかった場合には、必ず中止してください。

標準的な体重の方でも、足振り体操を行ったことによる鈍痛や筋肉痛が何日も消えなかったり、腰の痛みが増していると感じたりした場合は、足振り体操を中止するようにしましょう。

また、股関節、ひざ関節ともに、人工関節が入っている人には、足振り体操はおすすめできません。骨の中の器具に負荷をかけることになり、割れるなどの危険性も否めないためです。

腰痛を抱えていらっしゃる方の中には、脊柱管狭窄症《せきちゅうかんきょうさくしょう》をはじめ、腰痛を改善するための外科手術を受けた方もいらっしゃると思います。手術を受けたことがある方でも、この足振り体操は行っても問題ありません。ただし、痛みが発生してしまう場合には中止するようにしましょう。

第3章

ぶり返さない！ 寄せつけない！ 腰痛と完璧に縁を切る方法

＊足振り体操で、腰痛から完全に卒業できる理由

ここまで、腰痛の本当の原因である大腰筋を鍛えることの大切さ、そして、大腰筋を鍛えるもっとも簡単で効果の高い方法である「足振り体操」をご紹介してきました。

足振り体操は、おさらいすると、次のような体操です。

①足を持ち上げることで大腰筋を鍛えて、大腰筋の対の筋肉にあたる腰部分の筋肉の収縮あるいは伸びきった状態を改善し、痛みを取り除くことができる

②さらに、持ち上げた足を振りだす動作によって、腰部分にかかっていた負荷や痛みの物質を「放出」することで、痛みを取り除くことができる

③大腰筋をはじめ、腰まわりのさまざまな筋肉に対しての筋トレ効果が高い。したがって、1回30秒（片足15回）を1日2〜3回厳守して行う

④腰痛を改善するためにも、腰痛を予防するためにも、どちらにも効果的な腰痛体操である

前章で、この体操により腰痛を卒業された方々の話をご紹介しましたが、お気づきになったことはありませんか？

「やったその日に腰痛が消える、という体操ではないんだな」

そう思われた方もいるのではないでしょうか。

そのとおりです。

「はじめはとくに大きな効果を感じませんでしたが、2か月くらいしてから、腰痛が消えていました」といったように、この体操は「今日やったから明日腰痛が消えている」という体操ではありません。

痛みがあるときに行うと、確かに痛みは軽減します。それは先に説明したとおり、縮こまっている大腰筋を足振り体操によってほぐし、筋肉の伸びやかさを取り戻したことで、過度に伸ばされていた腰の筋肉（大腰筋の対の筋肉にあたる脊柱《せきちゅう》起立筋）が正常に戻ったからです。

そんなふうに、腰の痛みは一時的にやわらぐことが多いですが、この体操は、「即効性」を期待する類の体操ではありません。

きわめて簡単でいつでもどこでもできる体操、しかも、1回30秒と上限がある体操だからこそ、続けていただくことによって、大きな効果が期待できる。そんな体操だと思っていただくといいと思います。

もちろん、自分で行う体操ですから、個人差もあります。人によっては数日で効果が出たという方もいらっしゃいますが、私が指導する際には、**「どんなに短くても、まずは2週間程度は続けてみてくださいね」**とお伝えします。

私が最重視しているのは、「リバウンドしないか」ということ。「もう二度と、腰痛にならないかどうか」そのことだからです。

完全に腰痛から卒業する。腰痛の苦しみから、金輪際脱却する。**足振り体操の目的は、「卒業できるかどうか」ということ。**これが第一の目的なのです。

だから、「3日でよくなったけど、翌週にはまたぶり返しちゃったよ」――こんな手法をお伝えするつもりはありません。

どうしたら、本当に治るのか。自分の力で、腰痛と手を切ることができるのはどんな方法なのか。そのことを考えた末の、この足振り体操なのです。

事実、第2章でご紹介した腰痛の卒業生の方々は、以降、腰痛がぶり返したからと、ご来院されたことはありません。また、私の整体施設ではこの足振り体操に取り組んでいただいた方のほとんどは、そのまま〝卒業〟され、快活な毎日を送っていらっしゃいます。

すなわち、この足振り体操は、

①いまある腰痛を改善する体操であると同時に
②腰痛を解消して二度とリバウンドしない、ぶり返さないための体操であり
③つまり、いまは腰が痛くないが、これから腰痛が不安だな、という方にも安心して取り組んでいただき、まさに腰痛を寄せつけない足腰をつくるための方法

といえる体操なのです。

リバウンドさせない体操がこの足振り体操ですが、この章では、より腰痛を寄せつ

けない毎日を送るためにできる生活習慣や、知っておくと役立つことをお伝えしたいと思います。

足振り体操を行っていただく中で、どうしても解消されない部分があるときには、この章でご紹介している方法に、対症療法的に取り組んでいただくといいでしょう。どれも安全性を重視した気持ちのいいものばかりで、**足振り体操とは異なり、これらは日に何度行っても問題ありません。**

ただし、足振り体操と併用して行ってもかまいませんが、併用するとどちらの方法でよくなったのか、逆に腰の痛みが増してしまった場合は、どちらの体操が自分に合わなかったのかが判断できなくなってしまいますから、まずは足振り体操だけを行ってみてください。

そして、一定期間行っても改善されなかった痛みに関しては、もちろん足振り体操は続けながら、この章でご紹介する体操も取り入れてみる。

そんなふうに試していただけたら幸いです。

他にも、腰痛を患ったときによくある勘違いや、アイシング（局部を冷やす）の方法など、知っておいていただくと役に立つ事柄も載せています。最後までお付き合いいただいて、より確実な「腰痛からの卒業」をお手伝いできたらと思います。

＊「反り腰」？「後弯腰」？自分はどちらか知っていますか？

私の整体施設にいらっしゃる方々の多くは、他の治療院や整体施設と同様、「これまでさんざん腰痛に苦しんだ方々」です。そんな言葉があるのかわかりませんが「腰痛玄人」といっていいでしょう。

整形外科を受診し、治らなくて本を読み、インターネットで調べた腰痛体操をやってみた。あれもこれも試して、「神の手」と呼ばれる整体師やカイロプラクティックの有名な先生のところにも足を運んだこともある。

――でも、治らなかった。

私のクライアントの方々は、途方に暮れてご来院される方がほとんどです。

そんなクライアントさんを前に、私はこんなことをいうことがあります。

「あなたは、ご自分のからだのことを、誰かに治してもらおう、と思っていませんか？　**治すのは、私じゃないですよ。専門家の誰かでもないですよ。治すのはあなたなんですよ。**自分が治す。これからはそんな考えで、体操に取り組んでください」

整体をなりわいにしている私がいうのですから、いわれた方の中にはもしかしたら「治らなかったのは、これまでの医者や整体師さんの腕のせいなんじゃないですか？」と心の中で反論された方もいるかもしれません。

でも、長年腰痛と縁が切れていない方の中には、「先生に治してもらうんだ」という気持ちになっている人もけっこう多いのです。そんな人は、専門家に治してもらう方法が一番治るのだ、と信じて疑いません。

でも、この考えは危険です。

なぜなら、からだは、誰かのいうことは聞きません。つまり、外部から何かを「される」ことに対して、からだはいうことを聞かないのです。

でも、あなたのいうことは聞きます。だからこそ、あなた自身がもっとからだに目を向けて、声をかけるように、ご自分のからだと向き合っていただきたいのです。

たとえば、第1章でお話しした、「反り腰」と「後弯腰《こうわん》」。これは大腰筋の衰えによって、骨盤が前傾したり後傾したりすることによって、腰が反った「反り腰」や、後弯した「後弯腰」になっている状態です。

腰痛を治そうと、東奔西走している人の中には、ご自身が「反り腰」なのか、「後弯腰」なのかもよくわかっていないという人もいました。

私がそれではいけないと思うのは、世間一般にたくさん開発されている腰痛体操と呼ばれるものの中には、「反り腰」にだけ適したものや「後弯腰」にだけ適したものもあります。

すなわち、**腰痛体操ならなんでもいいというわけではなく、やみくもに体操をすると腰痛が悪化する場合もあるのです。**自分が「反り腰」なのか「後弯腰」なのか。それを知っておくことは非常に大切なのです。

さまざまな腰痛体操を試すのが悪いというつもりは毛頭ありませんが、**まずはご自分のからだの状態を知る。見る。声を聞く。**これがまず最初にすべきことなのではないか。私はそんなふうに思うのです。

あなたのからだが、あなたを信頼し、あなたのいうことなら聞くように、あなたも、もっとあなたのからだを見て、いたわって、信頼してあげてほしい、と。


自分が「反り腰」なのか「後弯腰」なのかは、単純に見た目でもわかりますが、壁を使って確認するとわかりやすいので、さっそくやってみてください。

壁にかかととお尻と背中と頭をつけ、腰と壁の間に片手の手の平がちょうどぴったり収まるくらいの隙間が空いていれば、腰の反りは正常です。

片手の手の平を入れてもまだ隙間に余裕がある場合は「反り腰」、逆に壁と腰との間にまったく隙間がなく、手の平を入れることができなければ「後弯腰」です。

また、腰を反らせてラクになるなら「後弯腰」ですし、前かがみにするとラクになるのであれば「反り腰」と判断することもできます。

「反り腰」と「後弯腰」とでは、当然痛みの出方も違います。それぞれの痛みの特徴と、解消法をご紹介しますので、参考にしてください。

＊前かがみで腰が痛い人には、この「ながら矯正」が効く

前かがみの動作を長時間続けたり、重いものをいくつも運んだりすると、普段から前かがみの姿勢が、ますます前かがみになり、腰の脊柱起立筋から大臀《だいでん》筋《きん》にかけての筋肉が引っ張られて痛くなります。

このタイプの腰痛には2種類あります。１つは腰の筋肉（脊柱起立筋や腰方形筋）からお尻（大臀筋）やもも裏（ハムストリング筋）などが伸ばされ続けたことにより痛みが出るもの。

もう１つは、前かがみになって腰が伸ばされたり引っ張られている状態から、腰の筋肉を使って上体を起こす動作、つまり筋肉を収縮させる動作をしたときに痛みが出るものです。

こうした痛みがある方にとくにおすすめしたいのが、「ながら矯正」です。

■ながら矯正

うつぶせの状態から両ひじを立てて上半身を起こす。
1回の目安：5分から10分。

この状態でテレビを見るなり、雑誌を読むなりしていれば、後弯腰は解消されます。「ながら矯正」は椎間板《ついかんばん》ヘルニアにもよい効果を発揮することもありますが、万一「ながら矯正」をしたことで痛みが増してしまった場合はただちに中止してください。

また、後弯腰は立ち方を変えるだけでも解消できます。普段の立ち方を意識することで後弯腰を改善する簡単な方法があるのでご紹介しましょう。

■1本釣りの法則

普段立つときに、両方のお尻の肉を真上に釣り上げられているというイメージを持つ。銀行やコンビニなどで待たされているときなどに行う。

たったこれだけですが、日常生活の中でこの立ち方を繰り返していれば、効果はゆっくりですが、後弯腰は少しずつ解消されていきます。

このとき、腰椎《ようつい》は意識せず、お尻の位置だけで修正したほうが、正しく改善されます。後弯腰だからといって、無理矢理腰を反らせたりすると、急な変化に対して腰椎の靱帯《じんたい》や関節がついていけなくなり、かえって別の痛みを作り出してしまう可能性もあるので注意してください。

＊脊柱管狭窄症による腰の痛みをいますぐとる方法

反り腰の人に起こりやすい腰痛にも2種類あります。

まずは、反っている腰をさらに反らせることで出る痛みです。

たとえばうつぶせの状態で長時間、腰を反らせた状態で雑誌や本などを読んでいると、起き上がるときや姿勢を変えるときに誰でも腰が痛くなりますよね。単純に反り腰の人には、これと同じ痛みが起きています。

日常の動作では上を見上げたり、上にあるものを取ったり電球などを交換するなど、ただでさえ反っている腰をさらに反らせることで、腰椎や靱帯、筋肉が強く圧縮されて出る痛みです。

もう1つは、前かがみによって出る痛みです。反り腰の人は腰の筋肉が日頃から収縮しているため、床にものを降ろしたり、落ちたものを拾うなど前かがみになるちょっとした動きによっても、痛みが出やすい傾向にあります。

こうした反り腰の方の腰の痛みにバツグンの効果があるのが、「ゆりかごゴロゴロ体操」です。

「ゆりかごゴロゴロ体操」は、反り腰の他、腰部《ようぶ》脊柱管狭窄症《せきちゅうかんきょうさくしょう》、腰椎すべり症、分離症、腰椎の関節の後ろ側が接近することで生じる痛みにも効果があります。

また反り腰は後弯腰と同様、普段から姿勢を意識することでも解消することができます。

■ゆりかごゴロゴロ体操

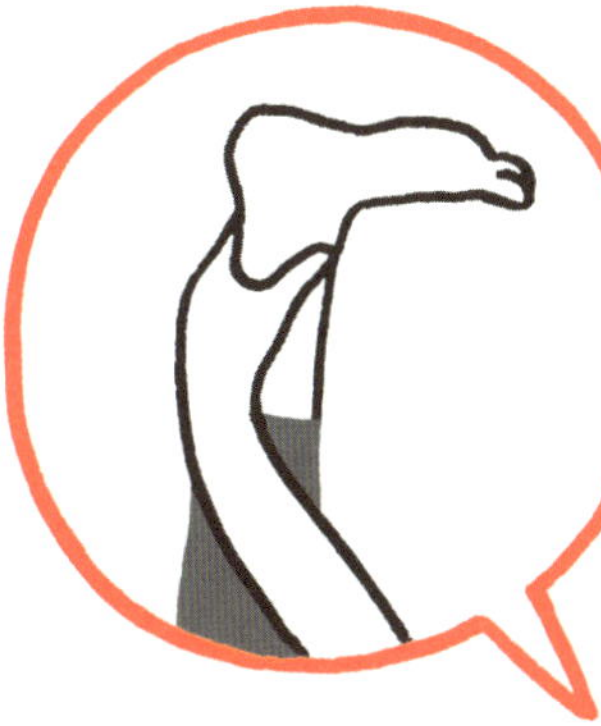

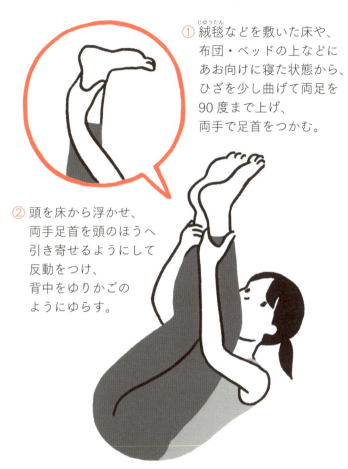

① 絨毯《じゅうたん》などを敷いた床や、
布団・ベッドの上などに
あお向けに寝た状態から、
ひざを少し曲げて両足を
90 度まで上げ、
両手で足首をつかむ。

② 頭を床から浮かせ、
両手足首を頭のほうへ
引き寄せるようにして
反動をつけ、
背中をゆりかごの
ようにゆらす。

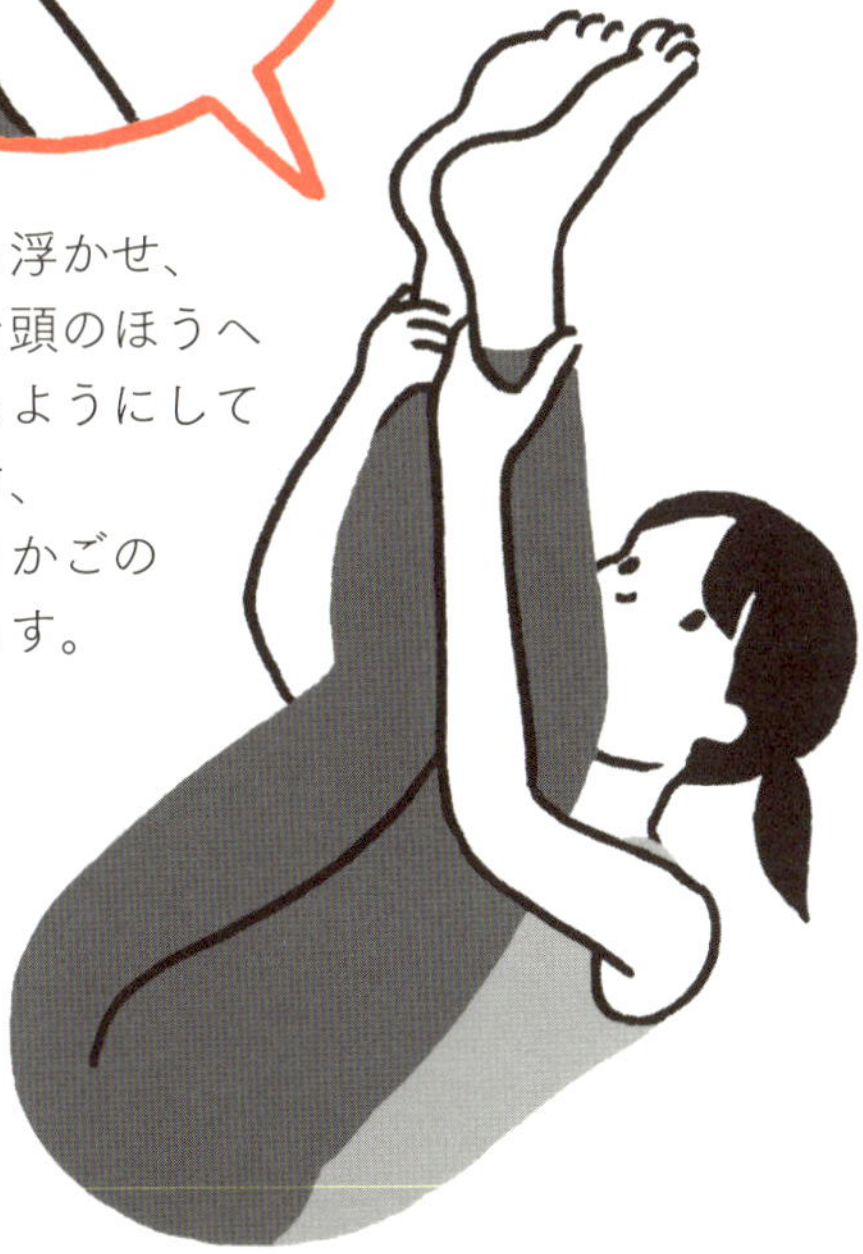

回数の目安 ▶ 10 回ゴロゴロを 1 日何回でも。

■へそ引きの法則

骨盤や胸部などはそのままで、おへそだけを5ミリほど後ろに引くような気持ちで立つ。赤信号や電車を待っているときなどに行う。

いたって簡単な動作ですが、お尻を引かないよう注意してください。おへそを引くという感覚がよくわからない場合は、おなかの力を少し抜く、あるいはおへその力をスッと抜くだけでも、自然におなかが凹み、反った腰が後ろに戻ります。

それでも感覚がよくつかめない場合は、一度あえて腰を反らせ、胸を前に突き出してから腰を2～3センチ後ろに引く方法を行ってください。骨盤前傾についても、骨盤は意識せず、腰の位置だけで修正したほうが正しく改善されます。

単に骨盤を後傾させるだけでは、お尻が下がったり首がよけいに前に出てしまい、かえってみっともない姿勢になります。

「反り腰」と「後弯腰」についてそれぞれ解説してきましたが、**足振り体操であれば、反り腰の方が行っても後弯腰の方が行ってもまったく問題ありません。**どちらのタイプか判断がつかない場合も安心して行っていただけます。

＊しびれをともなう痛みなら、「痛いほうには動かさない」が鉄則

足振り体操が、どんなにいろいろな腰痛に万能に効く、といっても、「本当に私の腰痛もそうだろうか」「私の腰痛は、ちょっと違うのでは」という不安を抱く方がいらっしゃるかもしれません。

現に、ひと口に腰痛といっても、症状はさまざまです。しびれるような痛みをともなうものもあれば、激痛をともなうものもありますし、鈍く重い痛みが続くものもあります。

腰痛のどんな痛みのときには、どんな症状になっているのか。いくつか代表的なものを挙げましたので、今現在痛みがある方は参考になさってください。

また、痛みのさなかにあるとき、それを軽減するために対症療法的に行っていただ

けるいくつかの体操もご紹介しています。

腰痛の症状はさまざまですが、中でも気をつけたいのは神経がらみのしびれをともなう症状です。腰には計5つの骨がありますが、神経がらみの症状は、一番下の5番の骨の奥のほうに感じる違和感や異物感が特徴です。

さらに臀部から太ももの後ろや外側から、ふくらはぎの後ろや外側、さらにはかかとの外側から足の甲や指先までジンジン、ビリビリとしびれていたり、しびれがなくても足の神経がつれるような痛苦しさやだるさを感じることもあります。

足に力が入りにくい、足を上げるのが重い、さらにはときどきガクンとひざの力が抜ける、足に冷たい感覚が走る、または熱く焼けるような感じがするなど、人によってさまざまな不快感を訴えます。

こうした神経がらみの腰痛の場合は、特定の動作によって症状を悪化させてしまうことがあります。腰痛の種類とそれぞれの留意すべき動作について記しますので、体操をする際には、必ず注意事項を守ってください。

【しびれをともなう神経がらみの腰痛】

(1) 腰椎椎間板ヘルニア（椎間板の中身が飛び出して神経を圧迫している／ＭＲＩで確認）

・前かがみがもっとも危険

・前後左右とも、症状が増す方向には倒さない。

(2) 坐骨神経痛《ざこつしんけいつう》（腰に原因があるものと、お尻に原因があるものに分けられる）

・腰椎椎間板ヘルニアと同様、前後左右とも症状が増す方向には倒さない。

(3) 腰椎椎間板症（骨と骨の間が狭いことによる神経圧迫の疑い／レントゲンで確認可）

・腰椎椎間板ヘルニアと同様、前後左右とも症状が増す方向には倒さない。

(4) 腰部脊柱管狭窄症（骨や組織の変性によって神経が圧迫される／ＭＲＩで確認）

・腰を反らせる動作は禁物

・腰椎椎間板ヘルニアと同様、前後左右とも症状が増す方向には倒さない。

(5) **腰椎のゆがみによるもの**（側弯症を含む、激しい腰椎のカーブによる神経圧迫の疑い）

・腰椎椎間板ヘルニアと同様、前後左右とも症状が増す方向には倒さない。

(6) **変形性腰椎症**（骨の変形／レントゲンで確認可）

・腰椎椎間板ヘルニアと同様、前後左右とも症状が増す方向には倒さない。

これら、しびれをともなう神経がらみの腰痛にどう向き合うか。それは簡単にいえば、「左右上下どの方向であっても、痛みが増す方向には動かさない」というのが原則です。また、これらの神経がらみの腰痛の際は、腰痛がつらくても、氷で冷やすアイシングの必要はなく、反対に、温めてラクになる場合は温めるといいでしょう。

＊足を振るだけで、「ぎっくり腰」も遠ざける

しびれをともなう腰痛の他、重い鈍痛もあります。

鈍痛の場合、次のような種類があります。どう対処したらよいかは、それぞれの症状によって違います。

【鈍痛をともなう腰痛】

(1) 肉離れ

・多くの場合、激しいスポーツをしたことで起きる。アイシングが必要。

(2) 腰椎すべり症・分離症

・激しいスポーツによるものもあれば、反り腰によるものもある。冷やしても温めてもよい。

(3) 骨粗しょう症による腰椎圧迫骨折など

・尻もちなどで多く起き、自然に骨折している場合もある。温めるとよい。

(4) 筋疲労性腰痛

・乳酸の蓄積、長時間の座位、運動不足、血流低下などによって起こる。一般的にもっとも多い腰痛である。温めても冷やしてもよい。

最後の(4)の筋疲労性腰痛は、腰痛全体の約7割を占める腰痛です。残りの3割をそれ以外の腰痛が占めます。

【激痛をともなう腰痛】

(1) ぎっくり腰

・筋膜の亀裂によって起こる激痛で、筋肉自体には問題がないものもある。のちにご説明するアイシング（107ページ）をし、2～3日安静にする。温めてはいけない。痛みがなくなったら、足振り体操を行う。今後の予防につながる。

(2) 仙腸関節痛

・仙腸関節の軽度の離脱や剥離《はくり》、関節周囲の靱帯損傷によるもの。腰のかなり下かお尻のどちらかに激しい痛みがある。アイシングをすると痛みが緩和される。

・痛みが強く出る日も弱く出る日もあるので、ごまかしごまかし生活して、痛みが弱まるのを待つ。仙腸関節痛もぎっくり腰と同じような痛みが出るため、ピークのときに足振り体操は行わない。
・ぎっくり腰と同様、痛みが緩和したのを確認してから、足振り体操を行う。

(3) 腰椎椎間関節症

・反り腰による関節後部の接近から、関節包や靱帯が炎症を起こしている場合が多く、第４～５腰椎後部の局所に鋭い痛みがある。動き始めの数分だけ痛く、動いているうちにラクになることも多い。
・痛みが出る方向には動かさない。激しく痛む場合はアイシングをする。

以上、「しびれをともなう腰痛」「鈍痛をともなう腰痛」「激痛をともなう腰痛」に分けて、13種類の腰痛について説明してきましたが、**ぎっくり腰と仙腸関節痛、そして肉離れの痛みのさなかにあるときは、足振り体操は控えましょう。**

ぎっくり腰も肉離れも、筋膜や筋肉の〝損傷〟ですから、その炎症がおさまるまで安静にし、痛みがなくなってから足振り体操に取り組みます。再発防止に大きな効果があります。

その他の10種類は、効果の大小はあるものの、痛みの中にあっても足振り体操によって症状を改善することができます。

また、13種類の腰痛すべてが、大腰筋の筋力低下から起こっているわけではありませんが、大腰筋の筋力が充実していればすべての腰痛は確実に起きにくくなります。

ちなみに2018年現在の学会の発表では、**原因がはっきりとわかっている腰痛は腰痛全体の15％。残りの85％は原因がわからない腰痛、いわゆる心因性の腰痛とされています。**前述した13種類の腰痛は、原因がはっきりとわかっている腰痛であり、全体の腰痛の15％の中に含まれるものです。

原因がはっきりしている腰痛には何らかの対処法がそれぞれありますが、原因不明の腰痛にはこれといった対処法がないのが現状です。

しかしながら、原因がなくとも、痛みがあることには変わりありません。原因不明といわれて余計に不安が増してしまう方もいるでしょう。

でもどうぞご安心ください。**足振り体操は、原因不明の腰痛に対しても効果があるのです。**

実際私の施設には、これまでに心因性の腰痛と思われる方が数多く来院されていますが、多くの方が足振り体操を導入することによって腰痛から解放されています。

「信じる者は救われる」といわれるように、「これをやれば腰痛は治る」と信じて毎日続けることは、意外と一番の特効薬なのかもしれません。

＊痛みを効果的にとるアイシングの方法を知っていますか？

一般的にからだは冷やさないほうがいいといわれていますが、ぎっくり腰などで激しい痛みが出ている場合は、アイシングをして冷やすべきです。

たとえばやけどに熱いお湯をかけたらますます炎症は激しくなりますよね。やけどが悪化するばかりでなく、痛みも想像を絶するものになります。

激しい痛みがあるということは炎症を起こしているということ。つまりやけどを起こしているのと同じような状態なのです。捻挫《ねんざ》、打撲、突き指、運動後の筋肉痛についても同様です。

「冷やすと血管が収縮し、損傷部位を修復するための物質が行き届かなくなってしまうのでは？」と疑問に思われる方もいるかもしれませんが、炎症物質を沈静化し、痛みを感じなくさせることのほうが先決です。アイシングでキンキンに冷やしても、その数分後には血管は拡張し、修復するための物質は十分届きます。

実際、炎症が起きている部分をそのままにしておくよりも、氷などで冷やしたほうがかえってその部分の血流はよくなります。なぜなら冷やされて血管が収縮している状態に対して「これではいけない！」とからだが判断し、冷やされた部分に血液を集めるようにするからです。

冷やしたことにより、逆に血液が集まり、修復するための物質を多く運んでくるため、痛みも早く軽減され、損傷部位の修復も早まるのです。

アイシングという言葉は聞いたことがあるけれど、自分でやったことはないという方もいらっしゃると思うので、ご紹介しましょう。

■効果的なアイシングのしかた

ビニール袋や小さめのレジ袋にブロック氷を10個ほど入れて、バンダナやハンカチを患部に当てた上から、もっとも痛い部分を直接冷やす。タオルは生地が厚く凸凹があり、保温効果が高いせいで冷点が弱まってしまうため、バンダナかハンカチが適当。

15分ほど冷やし、５分間休んでから再び15分冷やす。再度５分ほど間をあけてから、もう一度15分間冷やす。翌日まだ痛みが強ければ、同様に冷やす。

冷やし始めの３～５分くらいはチクチク痛くなったり、冷たさに耐えられなくなったりもしますが、我慢して冷やし続けてください。この痛みや冷たさを通り越さないと、損傷部位も改善には向かいません。

チクチクした痛みや耐えられないような冷たさを感じるのは冷やし始めの数分間だけで、その後は何も感じなくなります。凍傷を心配される方もいますが、氷で15分間冷やすのを３回行ったくらいでは、凍傷にはまずなりません。患部が何も感じなくなってきたらしめたもの。心配せず、前述した時間の範囲内で冷やし続けてください。

では、慢性化している腰痛にはどうするのがよいのでしょう?

一般的に温めるという方がほとんどだと思いますが、ときと場合によっては慢性腰痛でも冷やしたほうが効果的なことが多々あります。

いつもより痛みが激しい! ちょっと動いただけでも痛みが走る! ということであれば、冷やしたほうがよいでしょう。

当たり前ですが、冷やすといっても、薄着をするとか、患部を外気にさらすという意味ではありません。冷やすのはあくまで痛みが出ている患部のみ。患部をアイシングなどで局所的に冷やすということです。患部以外は温かくしてください。

一方、重く、だるく、グイグイ押してもらいたくなるような腰痛であれば、温めてください。カイロでも温マットでもなんでもいいので、患部を温めましょう。

両者の違いをはっきりと把握し、常に対処のしかたを変えていくことも、慢性腰痛を持っている方にはとても有効なのです。

＊肩こりや腰痛に「湿布」が効くなんて、ウソ！

整形外科や整骨院に行くと、必ずといっていいほど湿布を処方されます。テレビCMでも湿布は腰痛や肩こりの緩和に効果的と謳《うた》っています。

専門家が処方したものだし、テレビでも大々的に宣伝しているし、貼《は》れば気持ちいいし、湿布にはなんらかの効果があると思われている方は少なくありません。

「薬効成分が皮膚からジワジワと体内に染み込み、痛みの原因になっている炎症物質を撃退する。あるいは、痛みの原因になっている部分が構造的に修復、改善され腰痛や肩こりが完治する」と信じて疑わない方もいます。

しかし、残念ながら湿布には、炎症物質を沈静化したり、腰痛部分を修復するといった効果はほとんどありません。

実際、「湿布を貼ってぎっくり腰が劇的によくなった」「湿布のおかげで慢性化していた腰痛が完治した」という方は皆無に等しいと思います。

「効いているんだか、効いていないんだか、よくわからない」というのが湿布を貼ったときの正直な感想ではないでしょうか。

また「ぎっくり腰などの急性腰痛には冷湿布を、慢性的な腰痛には温湿布を」とまことしやかにいわれていますが、いずれにしろ大した効果はなく、貼っても貼らなくても大差はありません。

冷湿布はメントール（ハッカ）が入っていて、温湿布にはカプサイシン（赤唐辛子）が入っている。それだけのことです。

もう一度いいますが、**湿布には痛みの原因を治す効果はありません。湿布は気を紛らわせているだけ**です。「痛い、痛い」と腰の痛みの強度を上げている脳を、ひんやりとした冷たい感覚、あるいはじんわりと温かい感覚でごまかしているだけなのです。

ちなみに湿布を貼って寝るという方がいますが、これはまったくもって意味がありません。起きているなら脳をごまかすこともできますが、寝ている間はひんやり感も何もないからです。

痛みから気をそらすことで一時的にラクになるというのであれば、湿布を貼ってもいいでしょう。ただし、貼るなら起きているときに限ってくださいね。

＊「まさか」と疑った人も効果に驚いた、ぎっくり腰を防ぐ方法

ぎっくり腰は、前かがみで重いものを持ったり、急な動き――ねじる、つまずく、足下にあるものを拾う、くしゃみ、ダンス、ゴルフ、テニス――などによって、筋膜に傷がついて起きる痛みです。筋膜とは筋肉を覆っている膜のことで、鳥のササミ肉の上に張り付いている透明の膜と同じものです。**急激な動作や外力によってその膜が裂けたり剝《は》がれたりすることで、強烈な痛みを発生させます。**

慢性的な腰痛よりも痛みが激しく、トイレに行くのも一苦労、寝返りすら打てないというように、生活に支障をきたします。とはいえ、包丁で切った傷口が自然にくっつくのと同じように、時間が経てば傷は修復されますし、痛みも感じなくなります。**ぎっくり腰は、慢性的な腰痛とはまったく別物だと考えてください。**

ぎっくり腰による強烈な痛みは一時的なものですから、可能であればぎっくり腰になった直後にアイシングをし、あとはごまかしごまかし、だましだましして、痛みが

出ないように生活をしていれば、早い人では3～4日で、遅くとも2週間以内には、通常の生活を取り戻せます。

ぎっくり腰を予防する「こしあ手」

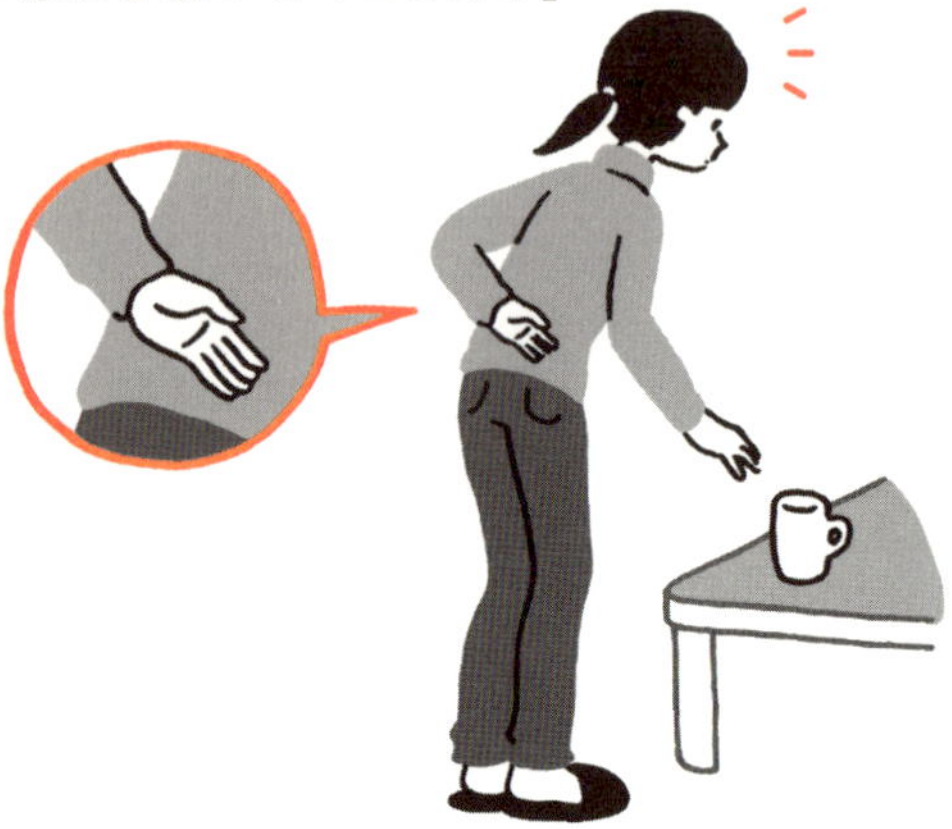

藁《わら》にもすがる思いで病院や治療院に行く人もいますが、**激しい痛みで歩くこともままならない状態で、無理をしてまで行く必要はありません。**

無理な動きをすることによって、ますます痛みが激しくなったり、痛みが消えにくくなることも多々あります。

念のため病院・治療院に行っておきたいという方は、歩けるようになってから受診してください。

ある日突然襲ってくるのがぎっくり腰ですが、ぎっくり腰を予防できるとっておきの方法があるので、ご紹介します。

■ぎっくり腰を予防する「こしあ手」

下にあるものやテーブルの上にあるものを、つい中腰で取ってしまいそうなときに、腰に手の甲を当てる（片手で持てるような軽いものであることが前提です）。

信じられないかもしれませんが、たったこれだけで、ぎっくり腰が予防できるのです。**手の甲の軽い圧迫がコルセット代わりになり、**筋膜損傷を防いでくれます。また、**腰に手を当てるだけで「気をつけよう」という意識が発生し、**事故的に起きるぎっくり腰の予防になるのです。

＊元気ぴんぴんの腰にも「ヘルニア」が写っている!?

椎間板とは24個からなる背骨と、一番下にある仙骨の、骨と骨との間にある軟骨のことです。そして、椎間板ヘルニアとは椎間板が変形して組織の一部が飛び出している状態を指します。

椎間板は上から下への圧迫には強いもののねじりの動作には弱いため、上からの重みがある状態でねじる動作をすると、破れてしまうことがあります。椎間板に裂け目ができてしまうと、そこから椎間板の中にある髄核《ずいかく》が飛び出してしまい、飛び出したもの、いわゆるヘルニアが接している神経を圧迫し、腰の痛みや足のしびれを感じるようになるのです。

ところで、健康な方々を100人選んでMRI撮影すると、本人には腰痛経験も腰痛の自覚もまったくないのに、画像には「椎間板ヘルニア」がはっきり写っている場合があります。

通常、腰部のMRI撮影というのは腰が痛くなったことをきっかけに行うものであり、そのときにヘルニアが写っていれば、椎間板ヘルニアと診断されます。一方、健康で元気に過ごしている人は腰部のMRI撮影などまずしません。

つまり、実際にヘルニアが出ていても、痛みを感じることなく普通に暮らしている人はたくさんいるということです。

また驚くことに、腰痛を訴える人の腰部をＭＲＩ撮影し、実際にヘルニアが写っている場合でも、そのヘルニアが触れている神経の支配領域とその人が痛みを感じている部位が一致しないこともあるのです。本人は左の腰痛と左足のしびれを訴えているのに、画像では右にヘルニアがあるといった摩訶《まか》不思議なこともあるそうです。

「実際に出ているヘルニアとその人が感じる症状には一貫性がない」とわかったことは、近年の大きな発見といえるでしょう。これはＭＲＩが普及したことで明らかになった真実です。

ＭＲＩが普及する以前は、多くの費用と時間を費やして手術をし、ヘルニアを切除しても、症状がまったく変わらないという人はたくさんいました。逆に手術時にヘルニアがなかったにもかかわらず、さすがになかったとはいえないため、「ヘルニアをきれいに切除した」と告げたことによって、その患者さんが腰痛も足のしびれも感じなくなったという現象も、整形外科の現場では多々あったとか。

ちなみに私の18年間の経験では、病院でＭＲＩ撮影をし、画像には何も異常はないのに腰痛や足のしびれが出ている、という方がとても多いです。

＊気にしなくてもいいしびれ、注意が必要なしびれ

たとえ、画像ではっきり見えるヘルニアがあっても心配することはありません。

なぜなら、突出していたヘルニアは時間の経過とともに自然に元に戻っていくことがあるからです。さらに突出しているヘルニアを、免疫細胞であるマクロファージが異物と判断して食べてくれることもあります。

眉唾ものの話と疑われるかもしれませんが、現在、これらの説には多くの医師が賛同しているのです。

たとえば1年前にＭＲＩ画像でヘルニアが確認され、そのまま何もせず放置していたにもかかわらず、再度ＭＲＩ撮影をしたら、飛び出していたはずのヘルニアが消えてなくなっていた、ということは実際よくあるそうです。

このように、手術をしなくても、整体やカイロや鍼灸院《しんきゅういん》に行かなくても、ヘルニアは自然に治癒することも多いのです。ですから、「ヘルニアで大変なことになっている！」「ヘルニアになったからもう終わりだ」などとは、決して思わないことです。

実際、気ラクに構えたほうが、椎間板ヘルニアは早く治ります。
仮に5年前に画像に写っていたヘルニアが、未だに突出していたままだとしても、痛みやしびれがなくなっているのであれば、まったく気にすることはありません。

ただし、急に手足のしびれが始まったり、しびれに加えて頭痛、めまい、吐き気があったりする場合は注意する必要があります。

しびれが出る数週間前に発熱があったり、顔面を含む片側にしびれがあったり、手や足が動かない、あるいはまったく力が入らなかったり、排尿障害が出ていたりする場合は、脳出血や脳梗塞《のうこうそく》、脳腫瘍《のうしゅよう》が発生している可能性もあります。このような場合は、必ず医師の診断を受けてください。

また糖尿病（ニューロパチー）、膠原病《こうげんびょう》（主にレイノー現象）、ビタミンB_1欠乏症と診断されている方や薬害（副作用を含む）や感染症（ギランバレー症候群）、多発性硬化症、多発性神経炎、後縦靱帯骨《こうじゅうじんたいこつ》化症《かしょう》（症状は脊柱管狭窄症に類似）、脊髄腫瘍、脊椎腫瘍、高血圧、高カリウム血症などでも手足にしびれが出ますので、念のため医師の診察を受けることをおすすめします。

＊運動不足と座りっぱなしで起こる坐骨神経痛はこうしてやわらげる

片方のお尻の真ん中あたりからもも裏、ふくらはぎの裏、またはふくらはぎの外側にかけてしびれが出たり、キューンとつるような痛苦しさがあったり、重だるさが感じられたりする坐骨神経痛。

もともと腰椎椎間板ヘルニア、腰椎椎間板症、腰部脊柱管狭窄症、変形性腰椎症など腰の疾患が原因で起きる症候ですが、お尻の奥にあるインナーマッスル、梨状筋《りじょうきん》と上双子筋《じょうそうしきん》の圧迫によっても起こることが少なくありません。

坐骨神経は人体の中でもっとも太い神経であり、その太さは本人の小指くらいといわれています。長さも平均で1メートル近くあり、からだの中で最長の神経とされています。

坐骨神経は、腰椎の一番下から出発し、骨盤の中を通りお尻側に出る際に、ちょうど梨状筋と上双子筋の間を抜けていきます。

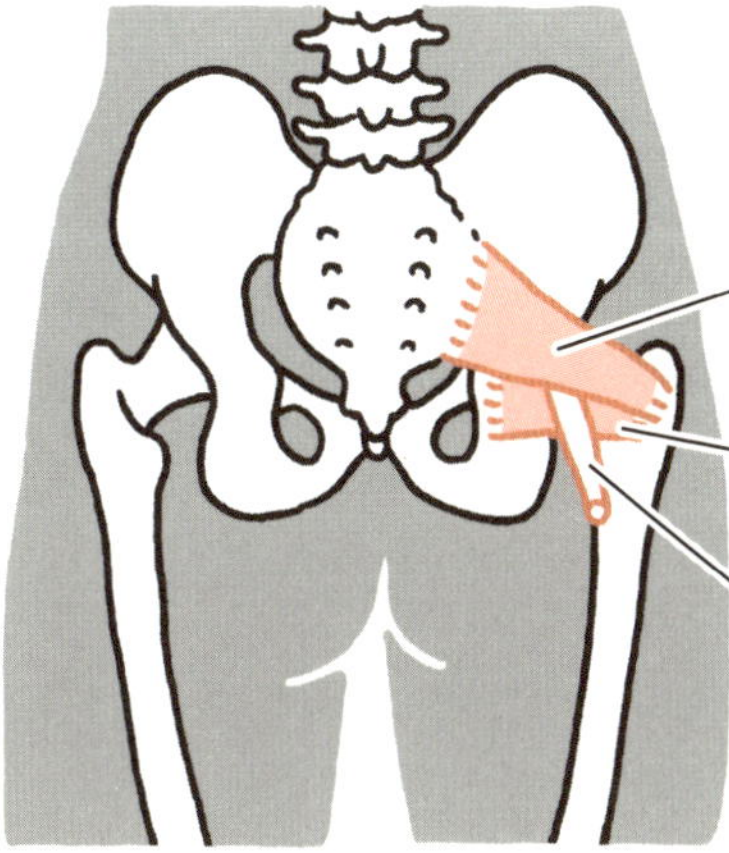

運動不足や長時間の座りっぱなしなどによって、この梨状筋と上双子筋が硬くなったり収縮したりすると、間を通る坐骨神経が圧迫され、坐骨神経痛の症状が出てくる場合があるのです。

病院でＭＲＩなどの検査をして、腰にまったく異常はないのに、坐骨神経痛を訴える方が多いのはこのためです。

またこのような場合、坐骨神経の圧迫を解放することで、それまで出ていた坐骨神経痛特有の症状が解消されることが多々あります。

ここでご紹介するのは、梨状筋と上双子筋の緊張をゆるめる体操です。

■坐骨神経痛をやわらげる体操

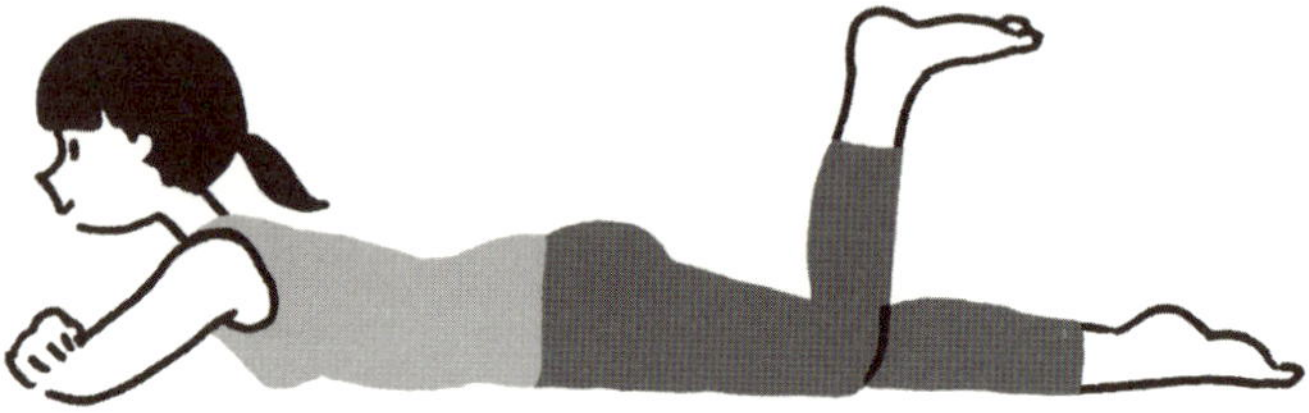

① うつぶせになり、症状が出ている側のひざを90度まで曲げる。

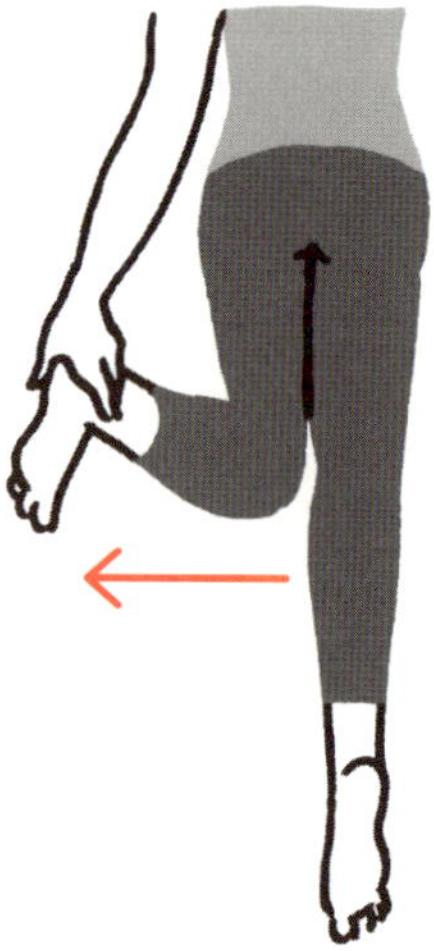

② 曲げた足を外側（内股方向）に倒す。足と同じ側の手でかかとを持ち、下に向けて20秒ほど押しつける。

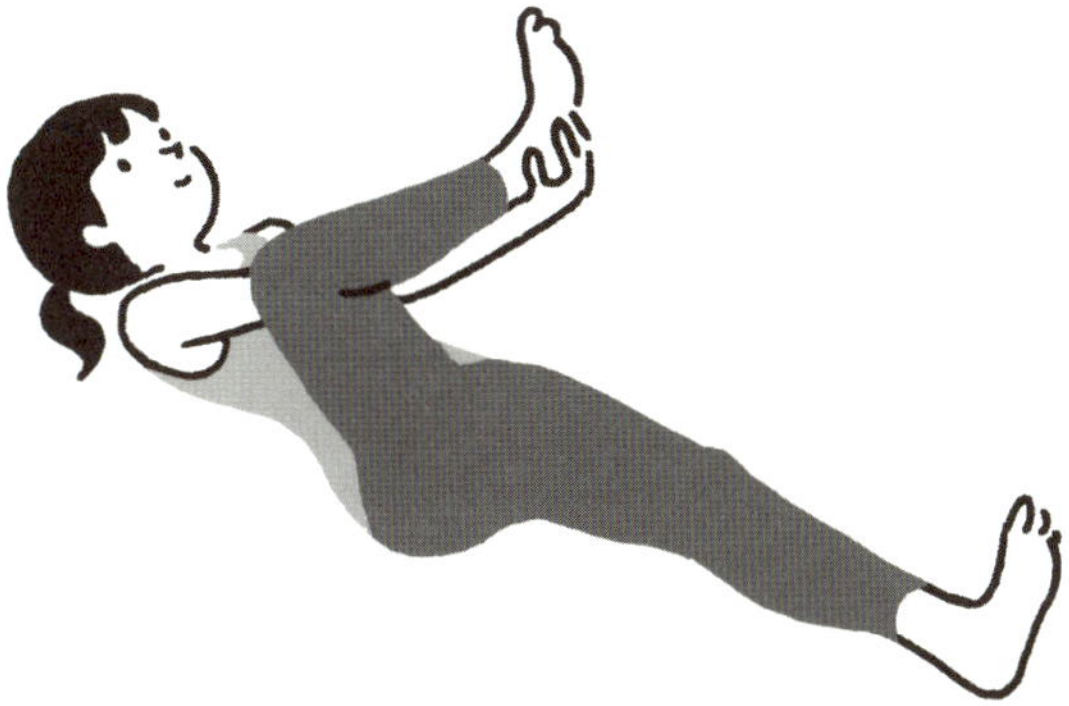

③ 今度はあお向けに向きを変え、症状が出ている側のかかとを下から両手でつかむ。かかとを手前に引き、臀部に限界を感じたところで止める。

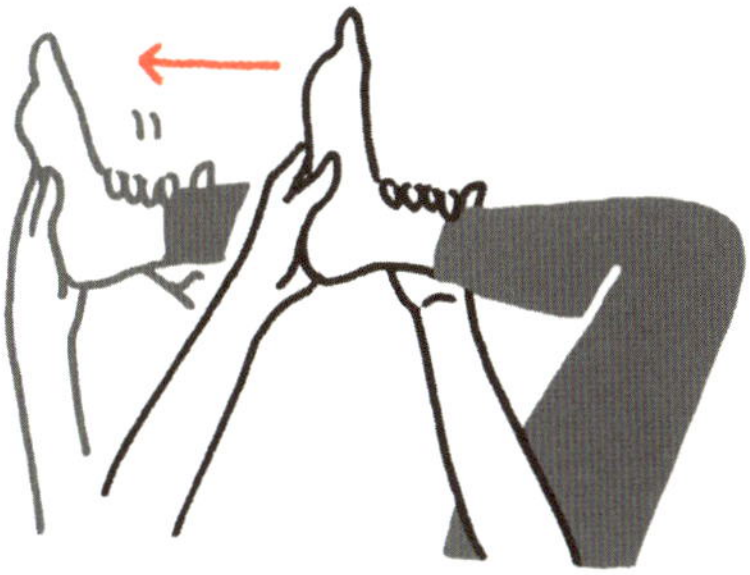

④ ③の状態から症状が出ている側と反対方向へ手を水平移動させ、臀部に限界を感じたところで止めて、そのまま30秒ほどキープする。

※ 頭は浮かないよう床につけたまま行う。枕に乗せてもよい。
多少キツく感じてもがまんしてそのまま行う。

回数の目安 ▶ 1回50秒。1日何回でも。

＊片側だけの腰の痛みなら、この方法で解消できる

腰痛といっても、痛みが出る箇所は人によって違います。

腰全体に広く痛みを感じるという人もいれば、右側だけ痛い、左側だけ痛いという人もいます。

人のからだは左右対称にできているのに、なぜ右なら右、左なら左と、いつも同じ側ばかりに痛みや重だるさが出る人がいるのでしょう？

これには2つの明確な理由があります。

1つは、いつも同じ側ばかりを痛めてしまうような環境要因があるということです。

環境要因とは、その人の置かれている状況や境遇のこと。

たとえば仕事でいつも左側ばかり向いているとか、右にからだをねじって同じ動作ばかりしているというように、1日の大半を占めている偏った動作などの影響で、痛みが出てしまうのです。

もう1つの要因は、骨格自体がすでに同じ側ばかりが痛くなるような形にゆがんで

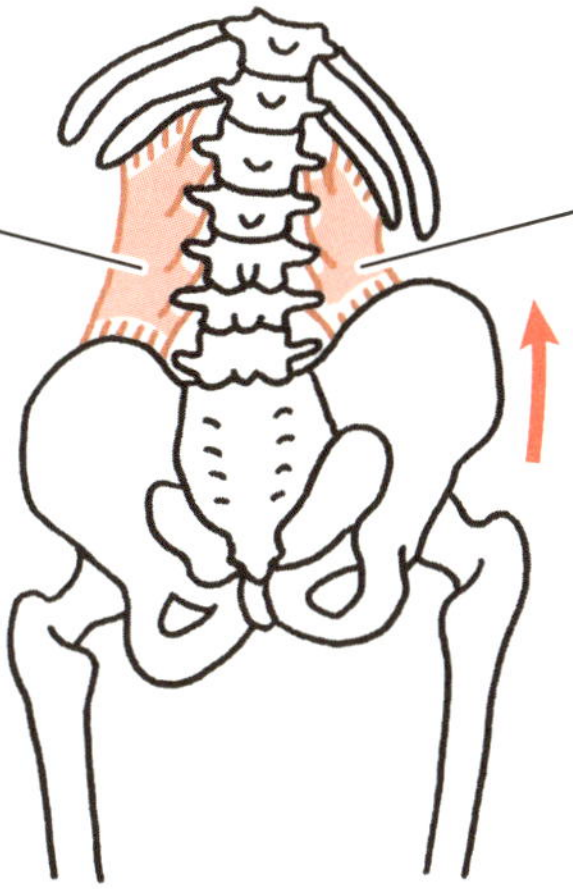

後ろから見た骨盤の図

いることです。私のように整体やカイロプラクティックに携わる人間なら、その人の背骨を見れば、どちらの側の腰が痛いのか、どこにどんな痛みが出ているのかも、ほぼ正確に当てることができます。

たとえば図のように、腰が右に傾いている人は、カーブの出っ張り側である左の筋肉が常に引き伸ばされています。

筋肉が伸ばされると中にある血管も同じように引き伸ばされ、血流が悪くなるため、気がつけばいつも左側に張りや痛みを感じるのです。

それとは反対に、カーブの引っ込み側である右の筋肉は、倒れてくる上半身の重さによって収縮していきます。筋肉が収縮することでも血流は悪くなるので、日によっては右側の腰が重かったり、中が詰まっているような感じがします。

常に上から重みがかかり、筋肉が押しつぶされ収縮している状態が長期にわたって続くと、つぶされた側の筋肉は少し縮んだサイズが正常になってしまうことがあります。

そうすると、何かの拍子に軽く引っ張られたり、ほんの少し伸ばされただけでも筋損傷が発生しやすくなりますし、背中や腰であれば「ピキーン！」と裂けるような鋭い痛みも出やすくなるのです。

右なら右、左なら左といつも決まった側だけに症状がある方におすすめの体操が次にご紹介する体操です。

この体操は、あくまでも片側に出ている腰痛を取り去るためのものですから、両方に腰痛がある方、右が痛い日もあれば左が痛い日もあるといったような方は、この体操を行う必要はありません。

■片側だけの腰痛を消す体操

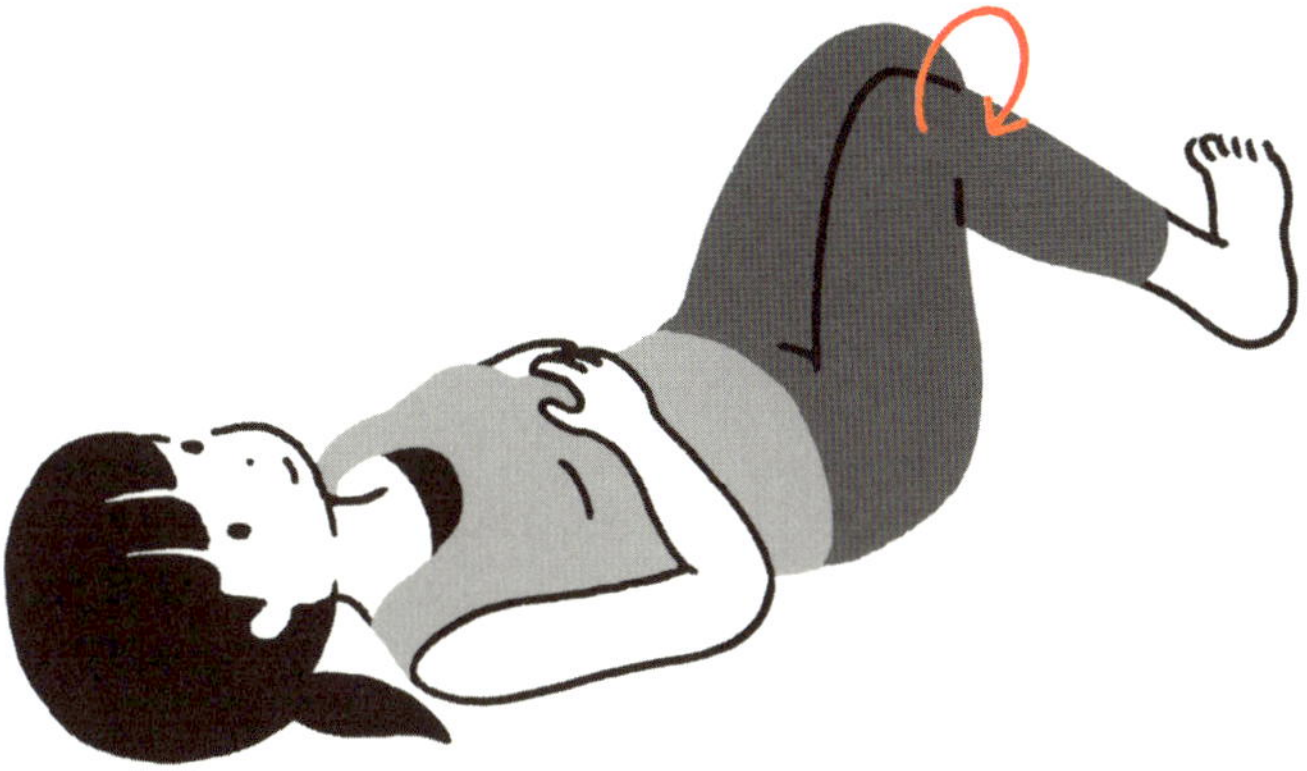

① あお向けに寝て両ひざを立てる。
足は肩幅くらいに開き、ひざは 90 度くらいに曲げる。

② 両方のひざの内側をくっつけるようにする。
内股気味に足を置くとやりやすい。

③ 右の腰が痛い人は右のひざで左のひざの内側に小さな円を描く。
左の腰が痛い人は左のひざで右のひざの内側に小さな円を描く。

④ 前まわりに 10 回、後ろまわりに 10 回それぞれ円を描く。

回数の目安 ▶ 1 回 30 秒。1 日何回でも。

この「片側だけの腰痛を消す体操」は、頭を床につけたまま行います。枕に乗せている状態でもいいでしょう。

ポイントは、両ひざの内側をこすりあわせるようなイメージで円を描くということですが、円を描かないほうのひざも、円を描くほうのひざに合わせて、少し動かすのがうまくできるコツです。

腕の位置はどこでもいいので、ご自分がやりやすい腕の位置で行ってください。

＊もも裏をストレッチして腰痛を防ぐ体操

太ももの前側の筋肉である大腿《だいたい》四《し》頭筋《とうきん》や太ももの後ろ側の筋肉であるハムストリング筋は、どちらも骨盤と直接つながっているため、疲労や運動不足などによって筋肉が拘縮・収縮すると、骨盤をゆがませる直接的な原因となり、腰痛を引き起こします。

太ももは強靭な筋肉だけに、骨盤を引き下げる力も強力です。それゆえ太ももの筋肉が拘縮・収縮しないようストレッチすることはとても大切です。

太ももの後ろ側の筋肉であるハムストリング筋は骨盤の後ろ側とつながっているため、この筋肉をストレッチすれば、後ろ側から骨盤を引き下げる働きを防ぐことができます。

また、もも裏のしびれや不快な症状は、単純にハムストリング筋が拘縮したことによる血流低下、神経の圧迫であることも少なくありません。現代人のように1日の多くの時間イスに座りっぱなしであまり動かないでいると、ハムストリング筋はどうしても収縮した状態になります。

次にご紹介する体操では、まずはじめにハムストリング筋の外側がストレッチされ、その次に続く動きで、ハムストリング筋の内側がストレッチされます。

一般的なストレッチ法のように、もも裏を1方向のみで伸ばすのではなく、外側と内側の2つの方向に分けて行うことで、両側を万遍なく確実に伸ばすことが可能になります。

■もも裏ストレッチ

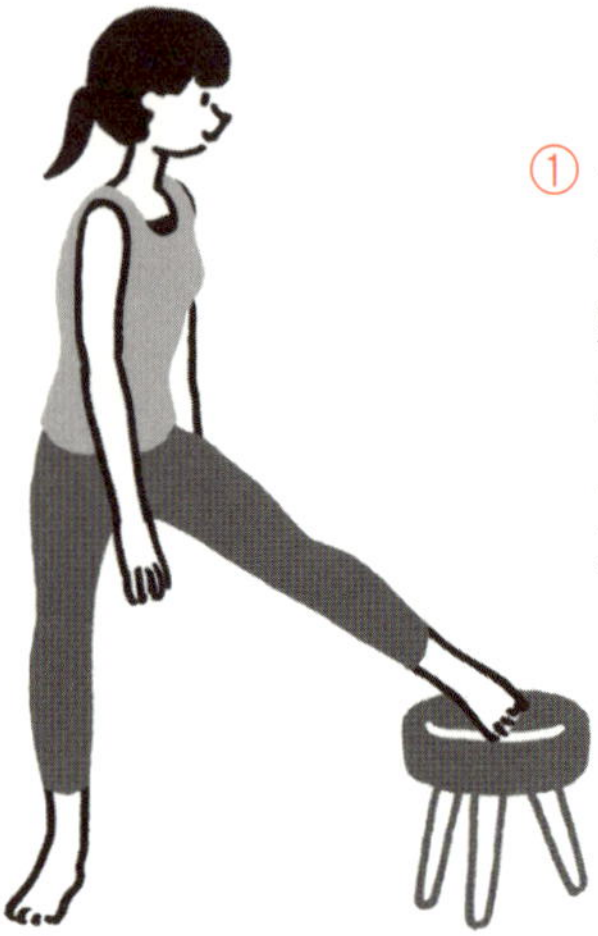

①イスに対して横向きに立ち、
イスに足を乗せて伸ばす。
乗せた足首の向きを
内側（内股）にし、
上半身をイスに対し
正面になるようねじる。

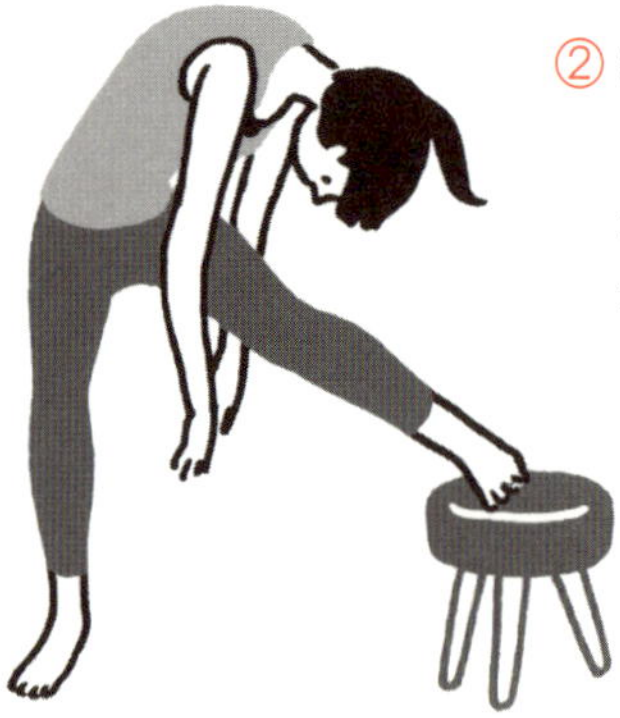

②①の状態から、
イスに伸ばした足のひざの
外側に、おでこをつけるように
近づけ、10秒キープする。
おでこはひざにつけなくても、
できるところまででいい。

③ 元の状態に戻り、
イスに乗せた足首の向きを
外側（外股）にし、
上半身はイスに対して
横向きのまま、
上体を前屈させていく。

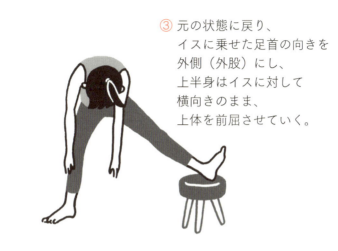

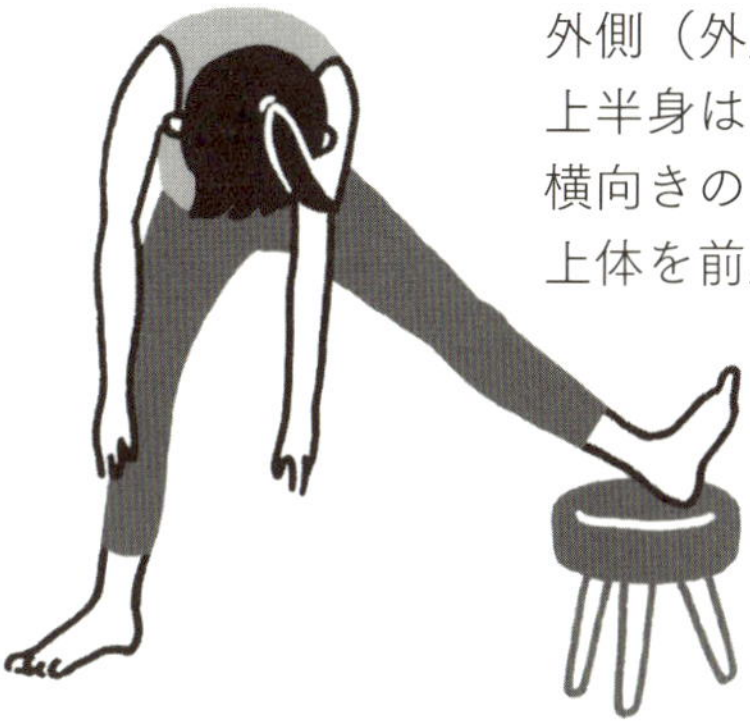

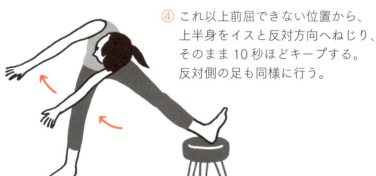

④ これ以上前屈できない位置から、
上半身をイスと反対方向へねじり、
そのまま 10 秒ほどキープする。
反対側の足も同様に行う。

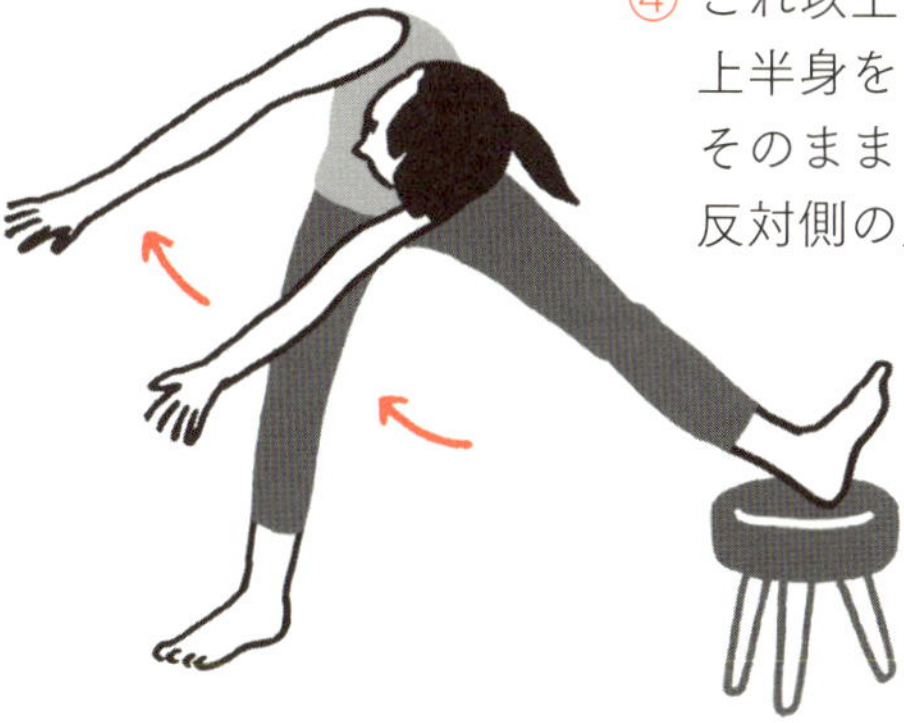

回数の目安 ▶ 1 日何回でも。

一方、ももの前側の筋肉である大腿四頭筋は、大腿直筋をはじめとする4つの筋肉でなりたっていますが、その中で唯一、骨盤の前側とつながっている、大腿直筋という筋肉があります。この筋肉をストレッチすると、前側から骨盤が引き下げられる働きを防止できます。

さらにこの**大腿直筋は足を上げるという大腰筋と共通の働きもしているので、この筋肉が拘縮・収縮すると、反対側にある腰側の筋肉を緊張させることになり、腰痛を治りにくくさせます。**

大腿四頭筋もまた、ストレッチをして、しなやかで支持力のある状態にしておくことが大切です。

次にご紹介する「ももの前側を伸ばす体操」では、まずはもも前側の中央が、次にもも前側の内側が、そして最後にもも前側の外側が、それぞれストレッチされます。

3方向に分けてストレッチすることで、大腿四頭筋全体を万遍なく伸ばすことができる効果的な方法です。

■ももの前側を伸ばす体操

① 横向きで寝た状態から一方のひじを立てて上半身を起こし、上にあるひざを曲げ足首をつかむ。

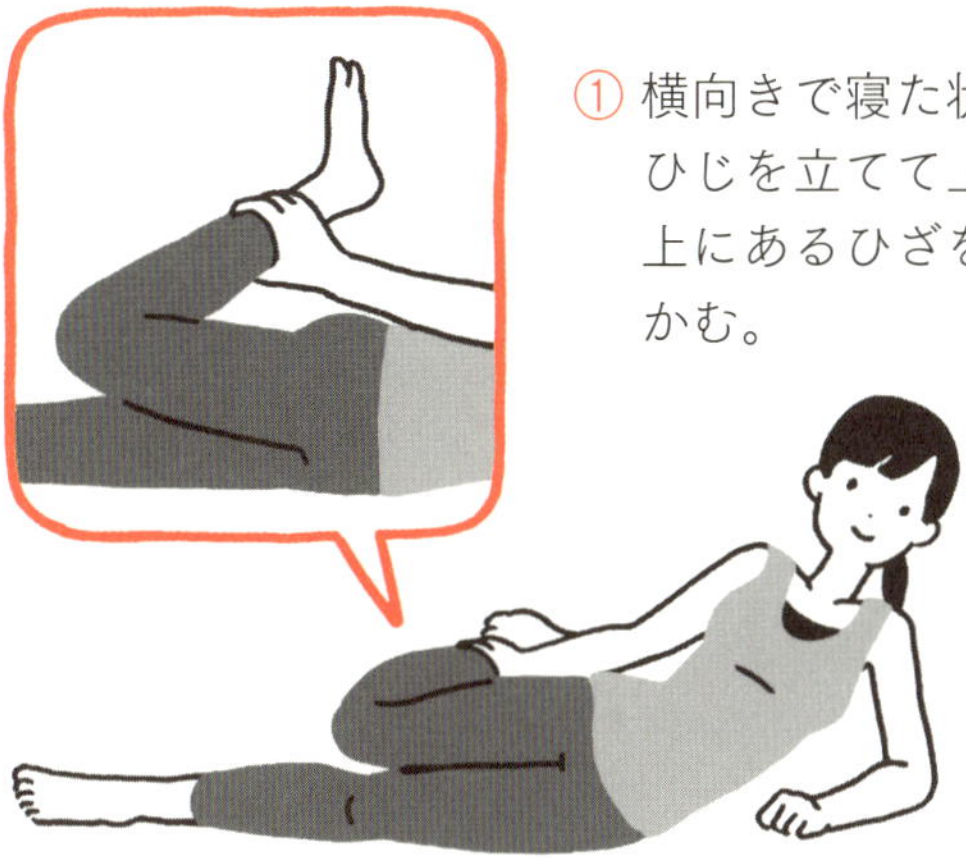

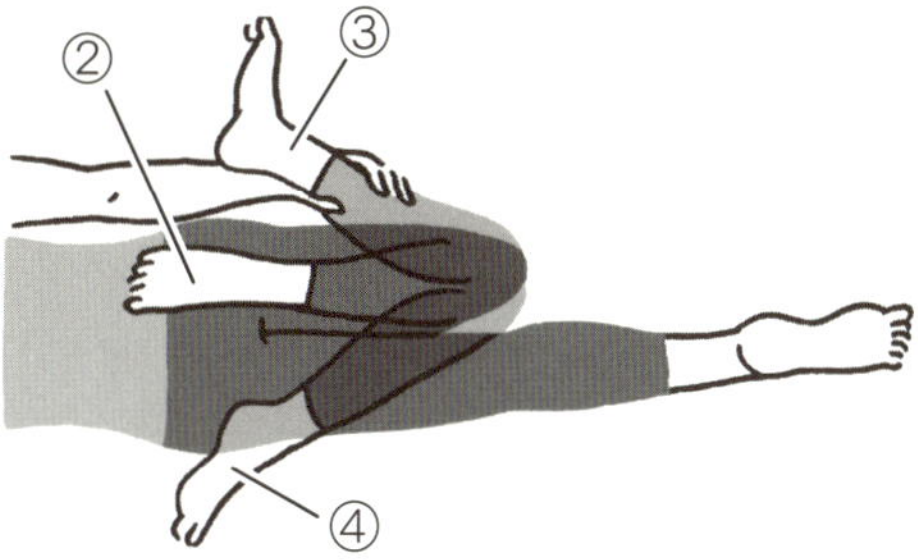

② つかんだ足を後ろに引いて伸ばし、10 秒ほどキープする。

③ 足首の位置を上に移動し、②と同じように後ろへ伸ばして 10 秒ほどキープする。

④ 足首の位置を下に移動し、②と同じように後ろへ伸ばして 10 秒ほどキープする。反対側の足も同様に行う。

回数の目安 ▶ 1 日何回でも。

＊大腰筋の裏の「腰方形筋」を整えて骨盤のゆがみをとる方法

船の帆のように骨盤の最上部と肋骨《ろっこつ》を縦につないでいる、腰方形筋という筋肉があります。**からだの前側のインナーマッスルである大腰筋に対し、腰方形筋は後ろ側のインナーマッスルです。**

この腰方形筋が運動不足や疲労などによって、硬くなったり収縮したりしていると、骨盤の最上部が上に引き上げられてしまい、腰に痛みが出てしまいます。

大腰筋同様、腰方形筋を「硬くないのにたるまない」良質な筋肉にすることも腰痛改善に有効です。

ご紹介するのは、腰方形筋の緊張を解き、同時に骨盤も矯正するストレッチです。

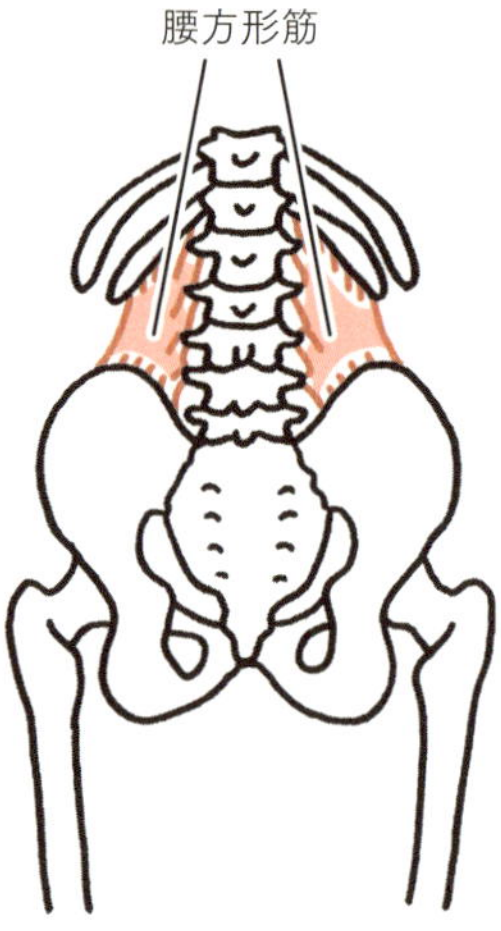

■腰方形筋を伸ばす気持ちいいストレッチ

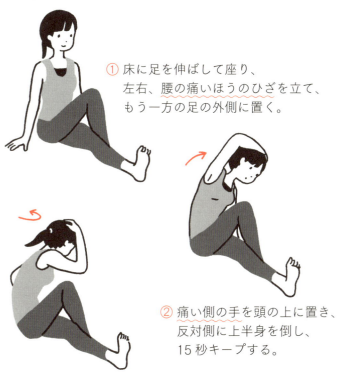

① 床に足を伸ばして座り、
左右、腰の痛いほうのひざを立て、
もう一方の足の外側に置く。

② 痛い側の手を頭の上に置き、
反対側に上半身を倒し、
15 秒キープする。

③ ②の状態から
上半身を痛くない側へねじり、15 秒キープする。

※ 頭に乗せていないほうの手は、どこに置いてもよい。
痛くない側も行っても問題はない。

回数の目安 ▶ 片側 1 回 30 秒。1 日何回でも。

＊四つんばいの動物たちが腰痛を起こさない理由

人間は今でこそ当たり前に直立歩行をしていますが、もともとは四つんばいで生活をしていました。

四つんばいは腰がもっとも安定している状態です。どんなに腰が痛くても、どんなに疲れていても、四つんばいになると痛みや疲れは感じないはずです。ちなみに四つんばいの動物が腰痛になることは絶対にありません。

この四つんばいという絶対に安全な条件の下で、腰に少しでも動きを与えれば脊柱の根元にある仙腸関節の拘縮がゆるみ、腰部に停滞している痛みの物質が流れやすくなり、腰の痛みは驚くほど軽減されます。

ご紹介する「四つんばいで行う骨盤8の字体操」によって、背骨は下から上に向かってその配列が自然矯正されていき、背骨のゆがみも簡単に改善されます。

■四つんばいで行う骨盤８の字体操

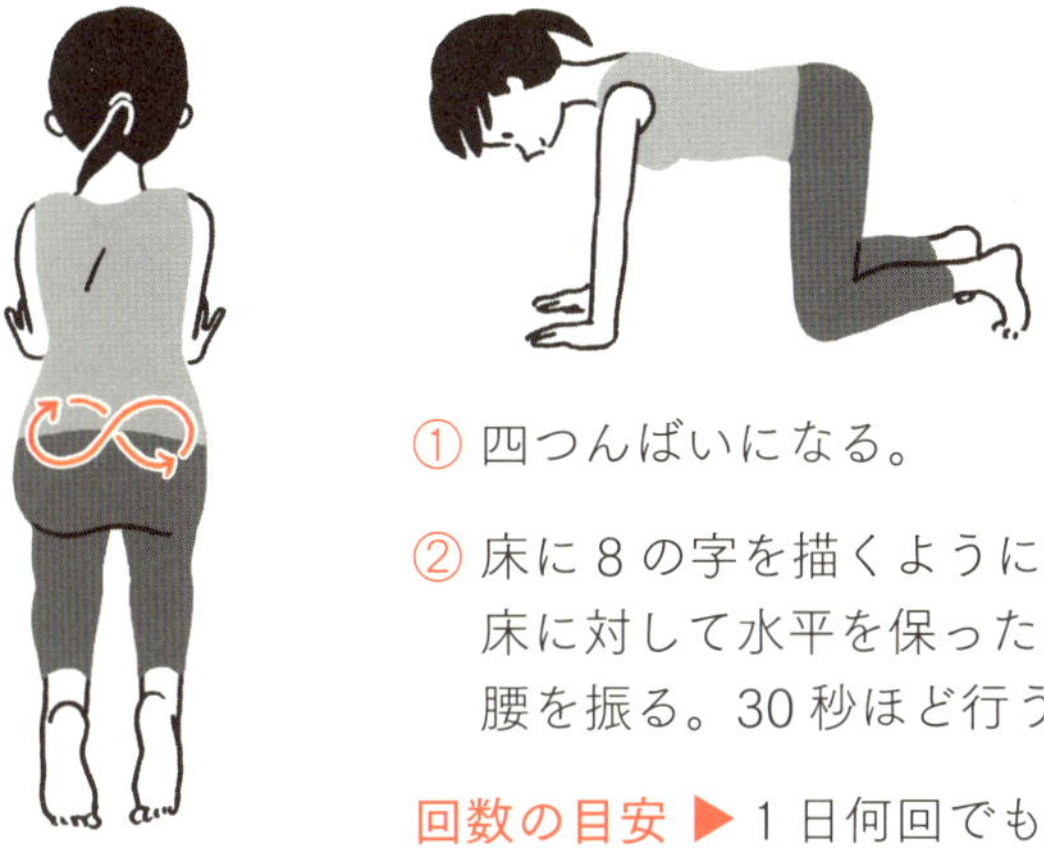

① 四つんばいになる。

② 床に８の字を描くように、
床に対して水平を保ったまま、
腰を振る。30 秒ほど行う。

回数の目安 ▶１日何回でも。

腰痛というのはひと筋縄でいかないもので、すべての人、すべての腰痛に対して効果を発揮するメソッドというのは、足振り体操をのぞいてはあまりありません。

ある人は腰を反らせたほうが治るし、またある人はあお向けで動作をしたほうがより早く治ったりと、効果も治り方もそれこそ千差万別です。

上でご紹介した「四つんばいで行う骨盤８の字体操」で効果があまり感じられなかった方のために作った、「あお向けで行う骨盤８の字体操」もありますので、ご紹介します。

■ あお向けで行う骨盤８の字体操

① あお向けに寝て、両ひざを立てる。
足は肩幅よりも少し広めに開く。
ひざの角度は100度くらいに。

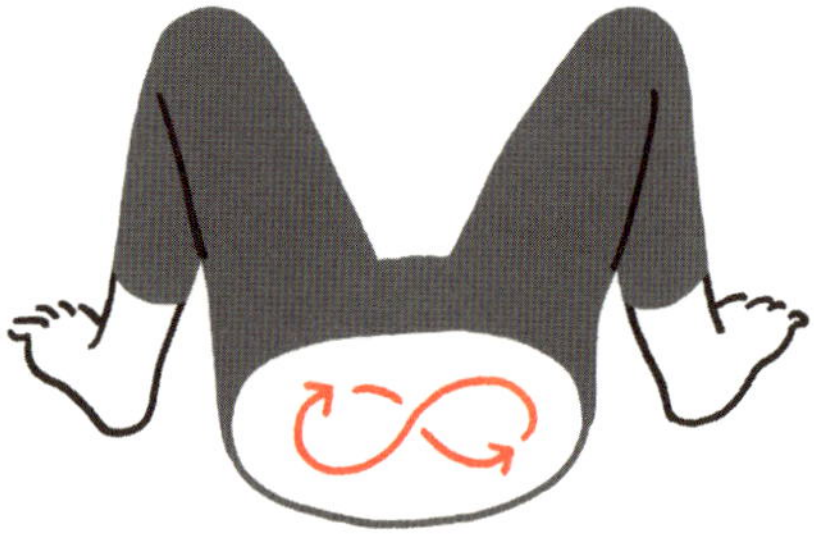

② 壁に横向きの8、
つまり∞（無限大）を横に長く描くように
骨盤を動かす。

※ 床ギリギリの高さで行い、腰は浮かせすぎないようにする。頭は浮かないよう、床につけたまま行う。枕に乗せてもよい。1秒間で「∞」を描ききるのが望ましい速さ。腕の位置はどこでもよい。

回数の目安 ▶ 1回30秒。1日何回でも。

＊腰をかがめず、太ももの力を使って生きなさい

腰痛というのはなってしまってから治そうとしてもなかなか治りにくく、一度よくなったように感じても、また繰り返すことが多いものです。また、なってから治そうとすると多大な時間と費用がかかってしまいます。

厄介な症候だけに、できれば腰痛にはならずにいたいものです。

もちろん好き好んで腰痛になっている人などいませんが、手洗いとうがいでインフルエンザを予防するように、日常生活の中でごく普通に行っている動作をほんの少し変えるだけでも腰痛を避けることができるのです。

【とことん「太もも」を使うと決める】

すべての動作をももの筋肉を使って行うよう意識します。**ももの筋肉は腰の筋肉とは違い、太くて頑丈です。**多少手荒く使ってもちょっとやそっとのことで壊れること

はありません。かがんで何かものを拾おうとするときも、どんなときも、ももを使って行動すれば、壊れやすい腰の筋肉を酷使するのを避けられます。

【シコ踏み洗顔】

顔を洗うときや歯磨きで口をゆすぐときには、力士がシコを踏むように、足を広げて重心を下げます。**なるべく腰はかがめず、太ももの筋肉を使って高さを調節する**イメージです。

【キッチン開脚】

台所で作業をしているときには、足を左右に広げて開脚しましょう。**広く開脚することで、上半身をなるべく低く保つようにすると効果的です。**キッチンの流し台の高さに、開脚の広さで調節しましょう。

【ももやせ「そうじ力」】

掃除機をかけるとき、人はついつい前かがみになりがちです。ここでも、かがまず

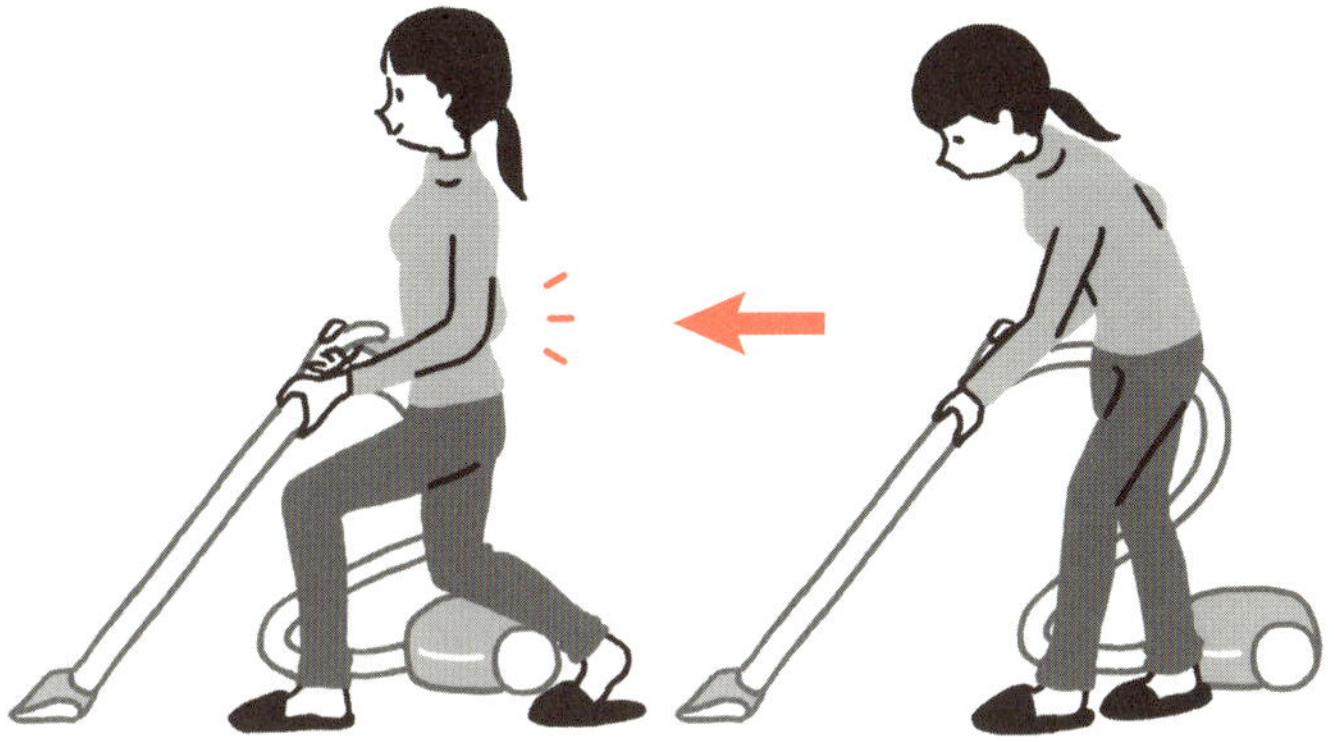

にももの筋肉を使います。腰を前に曲げず、**上体をまっすぐに起こして骨盤を立てた状態で、太ももの筋肉を使って、**掃除機を操作します。腰痛予防のみならず、ももやせ効果も期待できるでしょう。

【なんでもしゃがむ】

下にあるものを取るときやテーブルの上を整理するときなど、日常のすべての動作において、**その都度、ひざを曲げてしゃがんで行う**ようにします。

立った状態のままかがむのを避け、**中腰で済む動作も、あえてひざを曲げてしゃがんで行います。**腰痛を起こしにくいくせづけといえるでしょう。

【くしゃみで油断しない】

くしゃみをするときに無防備に勢いにまかせてやってしまうと、それで腰を痛めてしまうという人もいます。たかがくしゃみと油断しないということも、腰痛を遠ざける心がけといえるでしょう。

くしゃみをするときは、壁などに手をつくか、シコを踏むような姿勢になり、自分の両ひざをつかんで、顔だけのゆさぶりでくしゃみをするくせをつけます。

【イスの上手な使い方】

イスに座ったり立ったり、日常で必ず行うといっていい動作ですが、腰痛と無縁の生活を送りたいなら、このイスの使い方にも気をつけたいものです。

イスから立ち上がるときは、両手でイスを支え、腕と太ももの筋肉だけで立ち上がり、イスに座るときも、最初に両手でひじかけやイスをつかみ、腕で体重を支えながら座るくせをつけます。

【腰にやさしい起き方】

腰が痛くなくても、朝起きるときはあお向けの状態からそのままからだをまっすぐ起こそうとせずに、**一度横向きになって、ひじを使って起きる**というくせをつけるといいでしょう。

＊腰痛の人がイスに座るときに必ずやるべきこと

立っているときの姿勢と同じように、座っているときの姿勢も腰痛に大きく影響します。

正しく座らなきゃ、姿勢よく座らなきゃ、と意識して、骨盤を起こしながら背骨もまっすぐに伸ばして座っていても、いつしか背もたれに背中をつけて、首を出しているような姿勢になってしまう。そんなことはありませんか？

かといって、深く腰かけたところで、５～10分もすると何だか落ち着かなくなってきて、両ひじをデスクに乗せたり、片方のひじかけを使ってからだをななめにしていたりしてしまう。

正しいといわれる座り方を知ってはいても、それを1日何時間も保ち続けることはなかなか難しいものです。姿勢を正そうと意識してはいるものの、結果としてよい姿勢と悪い姿勢の割合が1：9くらいで1日を過ごしている人が大半なのではないでしょうか？

悪い姿勢で長時間（1日8～14時間）過ごす毎日を、長期間（5～10年以上）続けていると、いずれは腰の筋肉や靱帯もその悪い形に合わせて矯正されてしまいます。

ちなみにもっとも腰に負担が少ない座り方は、正座です。

しかし正座ができるのは自宅くらいのもので、職場や外出先で正座ができる場所などほぼありませんよね。また正座は、ひざへの負担が大きく、下半身の血流を阻害してしまうという短所もあります。

ですから、腰痛をやわらげたり、予防するといった意味では、イスに座るときに、**浅く座っても深く座ってもいいので、骨盤を立てるような位置を維持する**ようにしましょう。

このときに覚えておいていただきたいのが、足を前後に置くことです。左右のどちらの足が前になっても、後ろになっても構いません。後ろに置いてある足が上半身の支えになるので、腰が不安定になることもなく、疲れません。

正しい姿勢を保っていれば、腰痛を避けることはもちろん、猫背やストレートネックの予防になりますし、肩こりの改善にもつながります。

また足を前後にしておけば、背もたれに背中をつけたとしても、骨盤の前傾は保たれていますから長時間のデスクワークも苦痛になりません。

基本的には深く腰かけるのがよいとされますが、深く腰かけても背中を丸め、両ひじをデスクの上に乗せからだを前のめりにした状態では、先にあった浅座りと同様に猫背になってしまうので、あまり

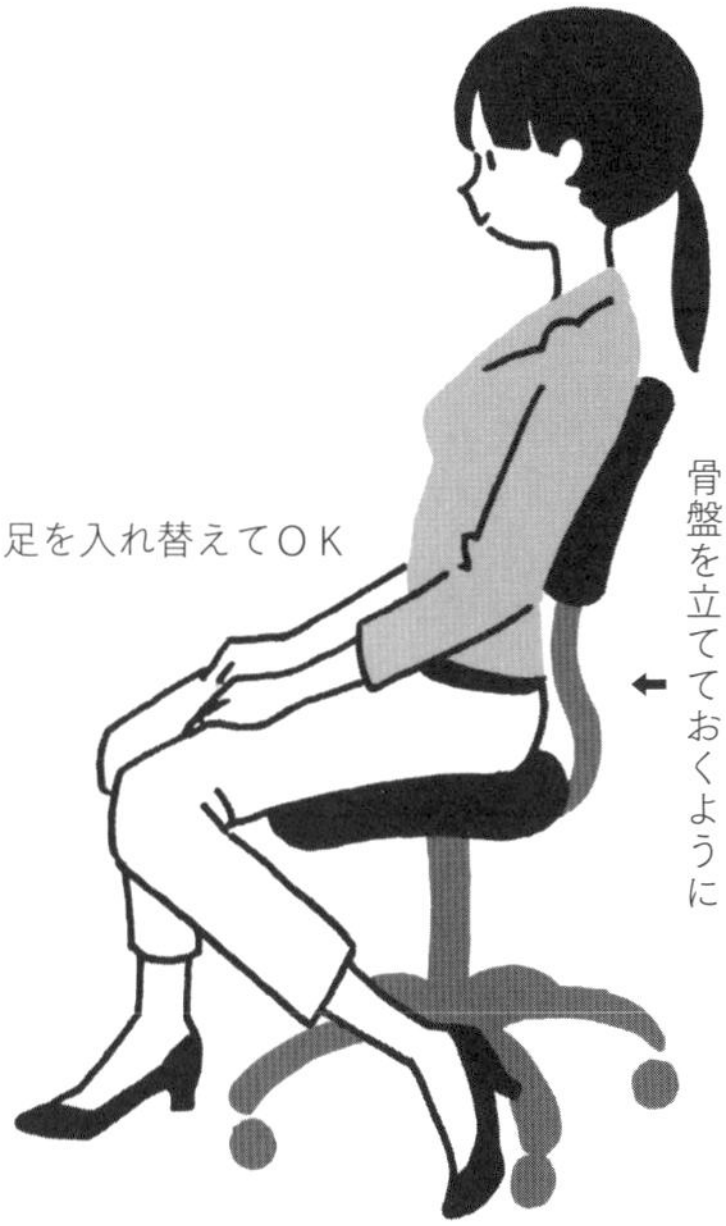
足を入れ替えてOK
骨盤を立てておくように

意味がありません。
たとえ浅く座ったとしても、足を前後に置くことにより骨盤を前傾させていれば、腰痛や肩こりを悪化させることはありません。

浅座りでよくないのは、骨盤を後傾させ背もたれに寄りかかる姿勢になることです。骨盤が後ろに傾いていると、腰の筋肉も常に伸ばされてしまうため、腰痛が治らないどころかかえって悪くなってしまいます。

自宅でくつろぐときはソファに座る方も多いと思いますが、深く沈み込むソファは腰にはよくありません。浅座りのときと同じように骨盤が後ろに傾いてしまい、腰痛を悪化させる可能性があります。あぐらや横座り、女の子座りや体育座りなども腰にはあまりよくないので避けるといいでしょう。

自宅で床に座る場合は、座イスを使い、両足を前に伸ばして、ひじかけに両ひじを乗せて上半身の体重の負担を軽減します。座イスがない場合は、壁を背もたれ代わりにし、座イスの場合と同様に両足を前に伸ばしておくといいでしょう。

＊腰痛のときにはこんな布団で寝るといい

ぎっくり腰を起こしたときや慢性の腰痛を持っている方には、低反発の沈み込むマットやややわらかい寝具はあまりおすすめできません。そうした寝具の場合、腰にとってよくない状態、つまり腰が痛くなってしまうような体勢で深く沈み込んだまま固着してしまう可能性があるからです。

とくに慢性の腰痛が治りにくくなっている人にとっては、一晩に打つ寝返りの回数は重要になります。寝返りを打つことによって、腰にかかっている負担が解放され、血流が局所に停滞することなく全身に行き渡るからです。

体重が軽い人であれば、低反発のマットやややわらかい寝具であっても、からだの一部が沈み込んでしまうことはないのであまり問題が起きません。しかし体重のある人は、からだが深く沈み込んでしまうため、寝返りが打ちにくくなったり、同じ体勢のままになる時間が多くなりがちです。

ですから体重が少し重めの方は、反発性のある寝具や、やや硬めの寝具を使用した

ほうが、寝返りが打ちやすく安全です。

体重の重さにかかわらず、フローリングに薄い敷き布団1枚といった硬く柔軟性のない状態では、あお向けになったときに腰が反りすぎたり、寝返りを打つときの衝撃が腰に直接ダメージを与えたりする場合があります。**どんな体型であっても、寝具は硬すぎず、やわらかすぎないものを選ぶのが無難です。**

ところで、一般的には横向きで寝ると首や肩を悪くするといわれていますが、一晩の間に何度も寝返りを打つのであれば、寝入りに関しては自分が入眠しやすい姿勢が一番。

むしろ「あお向け絶対論」に翻弄され、無理をしてあお向けで寝ようとしてなかなか寝付けないほうがよほどからだにとってはよくありません。入眠に時間がかかるとその焦りから食いしばりや歯ぎしりを起こしてしまい、起床時の肩こりや頭痛の原因になります。

あお向けで入眠しなくても、朝起きたときにあお向けになっていれば、問題はないといえるでしょう。しかし、朝起きたときに横向きだったり、うつぶせだったりする場合は、睡眠中もあまりあお向けでは寝ていない可能性があります。

このような場合は腰が反りすぎていたり、骨盤や背骨がゆがんでいたりと、骨格になんらかの異常があるのかもしれません。

ご説明したように足振り体操は、骨盤や背骨のゆがみを改善するのにも非常に効果的ですので、ぜひ取り組んでみてください。

＊なぜ、コルセットをしている人の腰痛は治りづらいのか

寒くなると多くの方は腰痛が悪化します。ですから、そうならないためにと、腰巻をしたりカイロを貼ったりして腰を冷やさないようにすることはある意味理解できます。

しかし、それらを習慣化することには問題があります。**なぜなら、特定のことに慣れてしまうと、例外的なことがあった場合、脳が勝手に異常事態だと判断し、自律神経が乱れてしまうからです。**

たとえば、昭和40年代頃までは、腹巻をしている男性も多くいましたが、そうした

方の多くに見られたのが、腹巻を外した瞬間から下痢を起こすという現象。

日常的に腹巻をしていたため、腹巻を外したとたんに脳が異常事態と感知し、自律神経が乱れて下痢になってしまったのです。腹巻が習慣化した結果、真夏の炎天下でも腹巻が外せなくなってしまったのです。

同じような現象は腰でも起こります。カイロを忘れた日は、腰痛が悪化するのではないかと気になり、腰を必要以上に意識するあまり、腰痛を引き起こしてしまうのです。

さらに腰痛になったことで「やっぱりカイロは外せない」という情報が脳に記憶されてしまい、カイロをしないと条件反射的に腰痛になってしまうのです。

これはコルセットを常用している人にも、まったく同じことがいえます。

腰はとくに痛くないけど、痛くなるといやだから念のためにコルセットをして出かける。もうすっかり腰痛は治っているんだけど、予防のために必ずコルセットを装着している。

こういう人は、コルセットをつけずに外出すると、腹巻をしている人たちが腹巻を外したとたんに下痢になるのと同じように、決まって腰痛になります。

確かに腰を冷やさないように心がけることは大切ですが、カイロなど何かの力を借りて外から温める「クセ」をつけてしまうことは、実は危険なことでもあるのです。

また腰は、大事にしすぎることも禁物です。

腰が痛いからといって、あれもしないこれもしないと行動に制限をかけ、横にばかりなっていると、かえって症状が消えにくくなりますし、ちょっとした動きに対しても痛みが強く出てしまうのです。

寒い季節、腰の痛みを悪化させない一番安全な方法は、自家発電的に、自分でからだを動かして暖をとることです。もちろん、寒さや暑さにかかわらず、からだを動かすことは腰痛を緩和するという意味でも非常に有効な方法です。

からだを動かすというとウォーキングやジョギングが真っ先に思い浮かびますが、会社に行く前、あるいは会社から帰ってきてからやるとなると、たいがいの方は３日も続かないのではないでしょうか。

「いろいろ試してみたけど、結局どれも長続きしなかった」という話はよく耳にしますが、そんな方でも実践できるのが、本書でご紹介してきた足振り体操です。

誰にでもできる簡単な体操ではありますが、運動性は十分あります。また、いつでも気軽にできるからこそ、どんなにめんどうくさがりやの人にでも続けられるはずです。

腰痛は人の手を借りたり、ものに頼ったりして治すよりも、自分で治すのが一番。

なぜなら、何度も本書でお伝えしたように、からだは人のいうことは聞きたがらないからです。

たとえば、人に「こうしろ、ああしろ」と指図されるのと、自分から「こうしよう、ああしよう」と自発的に思うのとでは、どちらが気分よく動けますか？

どんなに真っ当なことであっても、それがどんなに自分にとって有益なことであろうと、人から指図されるというのはあまりおもしろくありませんよね。

からだも同じです。

整体やカイロプラクティックに行って、他人からからだを調整されても、からだは素直にそれを受け入れようとはしません。

からだがもっとも受け入れやすいのは、あなた自身です。自分自身は、どんなときも絶対に裏切りません。生涯にわたって心底信用できるのは、自分自身。これは思考を超越した細胞レベルの認識なのでしょう。

だからこそ、自ら「腰痛を治そう」と思い、「腰痛を治すためにこの体操をしよう」とからだを動かすことが、何よりなのです。

一生腰痛で苦しみ続ける人はいません。どんなに腰痛に悩まされた人でも、あるタイミングで腰痛から解放されます。

そして、本書でご紹介した足振り体操は、腰痛から解放されるそのタイミングをグッと早めてくれるはずです。

あなたが腰痛を卒業するのはもうすぐです。まずは、重かったその腰を上げ、1回30秒、1日2〜3回の足振り体操を毎日続けることから始めましょう！

あとがき

最後までお読みいただき、ありがとうございました。

ご紹介した「足振り体操」は、いつでもどこでもできる、「これ以上ない！」というくらい簡単な体操です。

お読みいただいたそばから、本を片手に持ったまま、思わず立ち上がって足を振ってみた……もしそんな方がいらっしゃったとしたら、著者としてこれほどうれしいことはありません。

大腰筋が、健康の要であるということについてはたくさんの情報が出ているものの、ご高齢の方や目下腰痛に苦しむ方にとっては、毎日続けるのが苦痛だ、というものも少なくありません。

この本が一人でも多くの腰痛に苦しむ方に届いてほしい。そう強く願っていますが、これぱっかりは、やっぱり「ご縁」だと思います。

たとえば、毎日私の施術施設の前を通っていても、誰かから私の施術の評判を聞いていたとしても、目と鼻の先にあるマンションに住んでいるとしても、2軒となりの建物で働いているとしても、私とのご縁がない人はなぜか訪れません。

反対に、まったく路線が違ったり、職場が逆方向にあったとしても、それどころか、他県・地方など、どんなに遠方からでも、ご縁のある方は何かに導かれるように、私の施設を訪れます。

この本を手に取ってくださった方は、間違いなく、私との縁者です。

しかし、だからといって何も私の施設にまで来る必要もなければ、私の施術を受ける必要もありません。**なぜなら、腰痛はこの本だけで解決できるからです。**

足振り体操はもちろんのこと、この本を何度も読み、最大限有効活用していただくことで、今度こそ腰痛と決別してほしいのです。

また私の率直な考えとしては、私の施設だけが優れているわけではありません。とくに腰痛に関していえば、私などよりも、もっと優れた技術を持った治療家は全国にたくさんいます。あなたがそこで施術を受けることも、それもまたその術者とのご縁だと思います。

袖振り合うも他生の縁、といわれます。たとえばこれまでさまざまな治療家、治療法を試した、という方もいらっしゃるでしょう。それが、その方には必要なご縁だった、ともいえるような気がするのです。

この本でご縁をいただいた方々が、腰痛との決別を果たし、心地よい毎日を過ごされることを、心から祈っています。

宮腰　圭

参考文献

- 『腰痛は〈怒り〉である』 長谷川淳史／春秋社
- 『トリガーポイントブロックで腰痛は治る！』 加茂淳／風雲舎
- 『サーノ博士のヒーリング・バックペイン』 ジョン・E・サーノ（監修：長谷川淳史、訳：浅田仁子）／春秋社
- 『構造医学解析（Ⅰ）』 吉田勧持／エンタプライズ
- 『カイロプラクティック総覧』 Scott Haldeman（監訳：竹谷内宏明・本間三郎）／エンタプライズ
- 『ネッター解剖学アトラス』 Netter, Frank H.（訳：相磯貞和）／南江堂
- 『カパンディ関節の生理学（Ⅲ）』 I.A.Kapandji（監訳：荻島秀男）／医歯薬出版
- 『図解 四肢と脊椎の診かた』 Stanley Hoppenfeld（監訳：野島元雄）／医歯薬出版

宮腰 圭（みやこし・けい）
整体家。「骨と筋」代表。「アカデミー骨と筋」主宰。これまで4万人以上の悩みを解決してきた人気整体師。地方や海外からわざわざ訪れる人も多いため、通院できないクライアントのためにセルフメソッドを多数開発。300種類近くもの体操を考案、その圧倒的数の多さから「セルフメソッドの発明王」と呼ばれている。開業当初から著名人の来院も多く、第一線で活躍する各界の実力者からも支持を得ている。1969年秋田県生まれ。50年代のアメリカに憧れ、テネシー州メンフィスでバンド活動に励んだのち、30歳のときに音楽で生計を立てる道を断念。一転カイロプラクティックの道を志し、日本カイロプラクティックカレッジに入学。2001年より米国政府公認ドクター中島旻保D.C.のセンターに勤める。2006年より中目黒にて開業し、2010年にはスクールを開校。著書に『肩こり、首痛、ねこ背が2週間で解消！「巻き肩」を治す』（サンマーク出版）、『1回30秒！座ったままやせる！足ぶみ下腹ダイエット』（池田書店）などがある。

骨と筋 http://www.pelvickm.com
アカデミー骨と筋 http://www.pelvickm.com/01

※本書は2016年3月に刊行した『1日30秒足を振るだけでしぶとい腰痛が消える本』（サンマーク出版）を再編集し、改題したものです。

腰痛が4週間で解消！「大腰筋」を強くする

2019年2月20日 初版印刷
2019年3月 1日 初版発行

著 者 宮腰 圭
発行人 植木宣隆
発行所 株式会社 サンマーク出版
東京都新宿区高田馬場2-16-11
（電）03-5272-3166
印 刷 株式会社暁印刷
製 本 株式会社村上製本所

定価はカバー、帯に表示してあります。落丁、乱丁本はお取り替えいたします。

ISBN978-4-7631-3748-7 C0075
ホームページ https://www.sunmark.co.jp